JN236519

〈ホメオパシー海外選書〉
出産とマヤズム 〈改訂版〉

ハリー・ジー 著

由井寅子 監訳
ロイヤル・アカデミー・オブ・ホメオパシー学長
HMA認定ホメオパス・名誉会員
Ph.D.Hom（ホメオパシー博士）

Miasms in labor
By Harry van der Zee

Paintings: Candice Charlton

Copyright © 2000 By Harry van der Zee
Japanese translation rights arranged with
Harry van der Zee through Homeopathic Publishing Ltd.

まえがき

　著者のHarry van der Zee氏は、私の友人であるジャン・ショートン氏と同じオランダのホメオパスです。そしてもちろん、彼ら同士も友人であったため、私がこの本を日本語に翻訳したいと申し入れたときには、すでにジャンから話が伝わっており、すぐにOKしてくれました。

　この本の中核は、"出産の行程とは、人類がマヤズムを引き入れた行程を凝縮したものと同じである"というところにあります。もともと出産は生と死のサイクルを象徴しています。何かが死なないことには、新しいものは生まれようがありません。死は新しい生の始まりです。そして生は死への入り口となります。生と死はあざなえる縄のごとく一体のものです。

　胎児にとって母親の子宮内はパラダイスです。出産の始まりは、パラダイスからの追放、すなわち原罪としての疥癬マヤズムに相当します。しかし、これは新しい生の始まり、旅立ちでもあります。そして、子宮収縮の始まりから産道に至るまでの道のりは、生き残るための戦いの始まりと終わり、すなわち淋病マヤズム、そして産道の通過は、死と再生の通過儀礼、絶望と諦めが新しい生をもたらす。これは、梅毒マヤズムに相当します。結局、存在は、生⇒自己拡大と自己保存⇒死……、というサイクルの中にあります。

　妊娠中は、ホルモンの関係によってバイタル・フォースが活性化されて、急性症状が出やすいときでもあります。まして出産時の苦痛は胎児にとって人類の苦痛の記憶を呼び覚まし、再びマヤズムが刻み込まれ、妊婦においては過去の自分（出生時の苦痛のトラウマ）を呼び覚ますと同時に、マヤズムを立ち上がらせるのです。

　この出生の急性のときには、独特の症状がたくさん出てきます。まるで自分の中にあるこだわりとしての病気を知らせるかのように……。そして、その人の心の深くにある感情も一緒に出てきます。それらは一体のものです。このときが、同種のレメディーでこだわりを流す絶好のタイミングであり、劇的な変化の可能性を秘めているのです。実際、出産中に適切なレメディーを与えることで、妊婦やその場の雰囲気がガラリと変わり、よい方向に導かれることが多いのです。

　そのためにも出産前、妊娠前に余計なもの——すなわち薬害と抑圧、心身の

疾患、心の詰まりを、ホメオパシーでできるだけきれいにしておくことをお勧めします。

　出産という人生最大のイベントの中で、出産の意味を知り、また出産を乗り越えるためにも、私たち人類が越えることのできない壁ともいえるマヤズムを知ることは、大変に重要なことだと思います。

　出産とトラウマに関係する"元素のレメディー"がふんだんに取り上げられており、それらのスピリットがとてもよく描かれている点も、この本をすばらしいものにしています。

　人生最大のイベントにおける、本当に大切なことを伝えてくれている一冊です。

2002年9月20日

ロイヤル・アカデミー・オブ・ホメオパシー学長
HMA名誉会員・認定ホメオパス
Ph.D.Hom（ホメオパシー博士）
由井　寅子

目　次

0	序　文	*9*
1	人間の無意識領域	*14*
2	胎児期の体験とは何か	*17*
3	出産の言語	*21*
4	妊娠と出産の症状	*26*
5	Trillium pendulum：賢いフクロウ	*36*
6	出産——マヤズムに従ったガイド付きツアー	*46*
	6.1　マヤズム以前の状態	*47*
	6.1.0　マヤズム以前のレメディー	*53*
	6.1.1　Hydrogenium：宇宙の子宮	*53*
	6.1.2　Helium：自閉的な人々	*54*
	6.1.3　Cannabisindica：私は不在である	*56*
	6.1.4　Anhalonium：明かりは点灯している、誰も家にいない	*57*
	6.2　疥癬マヤズム——「パラダイスからの追放」	*59*
	6.2.0　疥癬レメディー	*62*
	6.2.1　Sulphur：乞食王子	*62*
	6.2.2　Lycopodium：傲慢な王子	*63*
	6.2.3　Calcarea carbonica：保護されていない王女	*64*
	6.2.4　Silica：エーテルの王女	*64*
	6.2.5　Psorinum：絶望した乞食	*66*
	6.3　疥癬から淋病への移行	*69*
	6.3.1　Tuberculinum	*69*
	6.3.2　Calcarea phosphorica：不満	*71*
	6.4　淋病マヤズム——「出口がない」または「永遠の地獄」	*74*
	6.4.0　淋病レメディー	*80*
	6.4.1　Thuja：内面の悪	*80*
	6.4.2　Sabina：落ちこぼれ	*82*
	6.4.3　Anacardium：天使と悪魔	*84*
	6.4.4　Lac caninum：打たれた犬	*84*
	6.4.5　Staphysagria：悪い関係から逃れられない	*86*
	6.4.6　Nitricum acidum：究極の被害者	*87*
	6.4.7　Mancinella：悪魔に連れ去られる	*88*
	6.4.8　Medorrhinum：極端	*88*

6.5 淋病から梅毒への移行 ... 91
6.5.1 Gelsemium：出てくる恐怖 ... 91
6.5.2 Cimicifuga：かごに捕らえられている ... 94
6.5.3 Chamomilla：対立 ... 95
6.5.4 Coffea cruda：一杯の慰め ... 96
6.5.5 Argentum nitricum：予期 ... 97
6.5.6 Lyssinum：かむ犬 ... 98
6.5.7 Mezereum：誠実さにおける葛藤 ... 99
6.5.8 Carcinosinum：すべてがあなたのもの ... 101
6.6 梅毒マヤズムと「死－再生の戦い」 ... 103
6.6.0 梅毒レメディー ... 106
6.6.1 Lachesis muta：あなたは私のもの ... 106
6.6.2 Tarentula hispanica：忙しいクモの巣製作者 ... 108
6.6.3 Platinum：トップの孤独 ... 109
6.6.4 Aurum：責任感 ... 111
6.6.5 Mercurius：敵 ... 113
6.6.6 Thallium：無力 ... 114
6.6.7 Plumbum：硬化した ... 114
6.6.8 Bismuth：破産者 ... 114
6.6.9 Arsenicum album：絶滅の恐怖 ... 115
6.6.10 Nitricum acidum：楽しみがない ... 116
6.6.11 Fluoricum acidum：愛着がない ... 116
6.6.12 Cuprum：閉じ込められた兵隊 ... 116
6.6.13 Syphilinum：生物学的戦争 ... 118
6.7 梅毒から急性への移行 ... 120
6.7.1 Radium bromatum ... 120
6.7.2 Plutonium nitricum ... 121
6.8 急性マヤズムと「死－再生の体験」 ... 123
6.8.0 急性レメディー ... 125
6.8.1 Stramonium：荒野での孤立 ... 125
6.8.2 Belladonna：熱く野性的 ... 128
6.8.3 Aconite：広場恐怖症 ... 130
6.8.4 Opium：ショックを受けた ... 130
6.8.5 Hyoscyamus：一体になることへの欲求 ... 134
6.8.6 Veratrum album：救世主 ... 135
6.8.7 Uraniumシリーズ ... 137

7 マヤズムと個性化の過程 ... 139
7.1 個性化以前 ... 143
7.1.1 ユング心理学 ... 143
7.1.2 神話 ... 144
7.1.3 各分野 ... 145

- 7.6.0 特 性 … 146
- **7.2 出 発** … 148
  - 7.2.1 ペルソナ … 148
  - 7.2.2 疥癬マヤズム … 149
  - 7.2.3 疥癬マヤズムと神話 … 150
  - 7.2.4 疥癬マヤズムと鉱物分野 … 150
  - 7.2.5 疥癬の特性 … 151
- **7.3 下 降** … 153
  - 7.3.1 影 … 153
  - 7.3.2 淋病マヤズム … 154
  - 7.3.3 淋病マヤズムと神話 … 156
  - 7.3.4 淋病マヤズムと植物分野 … 157
  - 7.3.5 淋病の特性 … 157
- **7.4 上 昇** … 160
  - 7.4.1 魂のイメージ：アニマとアニムス … 160
  - 7.4.2 霊的な原理：霊と物質 … 161
  - 7.4.3 梅毒マヤズム … 162
  - 7.4.4 梅毒マヤズムと神話 … 163
  - 7.4.5 梅毒マヤズムと動物分野 … 164
  - 7.4.6 梅毒の特性 … 165
- **7.5 調 和** … 167
  - 7.5.1 自 己 … 167
  - 7.5.2 急性マヤズム … 168
  - 7.5.3 急性マヤズムと神話 … 168
  - 7.5.4 急性マヤズムと人間分野 … 169
  - 7.5.5 急性の特性 … 170

8 宇宙論的概説 … 174

9 マヤズムの芸術的表現 … 181

10 マヤズムに対する正しい見方 … 192

[付録] 日本のホメオパシーインフォメーション … 197

レメディー・インデックス

(ページ数が斜体のものは事例を、太字のものは主要な章を表す)

Aconitum	130	Lycopodium	63
Aesculus hippocastanum	44	Lyssinumf	*49*,**98**
Anacardium	77,82,**84**,94,98,162	Magnesia bromata	22,48
Anhalonium	57	Mancinella	*49*,76,77,**88**
Apis mellifica	125	Medorrhinum	77,**88**,*89*,102,117,155
Argentum nitricum	91,97,116	Mezereum	**99**,*99*
Arsenicum album	*29*,105,115,*115*	Mercurius	113
Aurum	101,**111**,*112*	Murex	44
Baryta sulphurica	132	Natrum sulphuricum	77,117
Belladonna	119,**128**	Nitricum acidum	77,**116**
Bellis perennis	44	Opium	116,**130**,*132*
Bismuth	114	Phosphorus	27,71
Calcarea carbonica	**64**,150	Platinum	109,*111*,162
Calcarea phosphorica	*39*,**71**,*72*	Plumbum	114
Cannabis indica	*50*,**56**,*79*	Plutonium nitricum	121,137
Cannabis sativa	79	Psorinum	**66**,88
Carbo vegetabilis	50	Psilocybe caerulescens	58
Carcinosinum	101	Pulsatilla	34
Causticum	*29*	Radium bromatum	**120**
Chamomilla	*30*,**95**,*96*	Sabina	44,82
Cimicifuga	79,91,**94**,102	Scorpion	106,125
Coffea cruda	49,**96**	Sepia	94
Colocynthis	27	Silica	**64**,*65*
Cuprum	**116**,*117*	Staphysagria	30,86,94,156
Cyclamen	193	Stramonium	105,120,**125**,*127*
Fluoricum acidum	116	Sulphur	62,85
Gelsemium	91,*93*,95,99,102	Syphilinum	118
Granatum	62	Tarentula hispanica	108
Helium	50,**54**	Thallium	114
Hydrogenium	50,**53**	Thuja	76,**80**,*81*,82
Hyoscyamus	105,119,**134**,*134*	Trillium pendulum	36
Lac caninum	77,**85**,94,98,157,162	Tuberculinum	**69**,*70*
Lachesis	106	Uranium	137
LSD	14,58	Veratrum album	135

0　序　文

　「マヤズム」（ギリシャ語で毒、汚れ、シミ、不潔）の概念はハーネマンに由来するわけではないが、たぶん彼のように詳細に研究した同時代の医師は存在しないであろう。彼の『Organon of the Medical Art』の中で、彼はその概念に対する彼の理解がもたらすものを説明している。

Organon §78：
「真の自然な慢性病は慢性マヤズムに起因するものである。放っておく（それらに特効のあるレメディーを使用しない）と疾患は増強し続ける。最善の精神生活および食生活であっても、一生増強し続け患者の苦痛を増大させる。誤った医療処置により拡大した疾患を別にすると、これらは人類の最も大きな苦痛である。たとえ強健な遺伝体質（生体の基礎）を持ち、最善の生活習慣を保ち、活気に溢れようとも、それらを根絶することは不可能である。」

　ハーネマンは、マヤズムを否定的なエネルギーであり、私たち個人はそれに対し無力化されているものとして描写している。

Organon §79：
「現在までのところ、梅毒のみが一生涯治癒不可能の慢性マヤズム疾患としてある程度知られている。治癒不可能の淋病（尖圭コンジローム）も、自然治癒力では根絶されえない。淋病は内的慢性マヤズムの一種としては認められていないが、そうであることに疑いの余地はない。患者は皮膚の増殖物を撲滅することで疾患が癒されたと信じやすい。彼らは残留し続け徐々に衰弱させる病気に注意を払わない。」

　性病の例により、私たちはマヤズムが私たちの健康に破壊的な影響を及ぼしはじめる契機となる汚染というものを知ることができる。

Organon §80：

「内部の奇怪な疥癬慢性マヤズムは計り知れないほど広がり、結果的に今述べたほかの2種類の慢性マヤズムより重大になる。梅毒は、性病の硬性下疳を伴う内部の衰弱性疾患が特徴であり、淋病はカリフラワー状の増殖物を特徴とし、疥癬は（全臓器への完全な内部感染の後にはじめて）、ときにほんの数個の小水疱からなる、耐えがたいムズムズするかゆみと独特の臭気を伴う特徴的な皮膚の発疹により自己の存在を証明する。疥癬は真の病気の原因であり、おびただしい数の、実際無数のほかの疾患形態のほとんどすべてを生み出している……。

　この後にハーネマンは疥癬に関連する疾患の広範囲にわたるリストを発表しはじめる。マヤズムの理論は、ハーネマンがホメオパシーにその概念を導入して以来、論争の的であった。

　一方では、多くの人がハーネマンのマヤズム理論を時代遅れのものであると、その当時はまだ受け入れられていたが、ハーネマンが慢性疾患に関する理論を打ち立てて以来ほぼ2世紀にわたり得られた医学的知識の明かりの中で、その科学的基盤をすっかり失ったいくつかの中世的な考えから生じた概念であるとみなす。そのうえ、この理論はホメオパシーの日常診察の中で適用するには困難であり、したがって、それをある優秀な人物の無用で常軌を逸した考えとして片付けてしまうための理由なら、どのようなものであれ非常に歓迎されうるのである。

　他方で、マテリア・メディカに記載されている各種のホメオパシーレメディーは、厳密に分析すると、いくつかのグループに分類される。そして、これらのレメディーは疾患の状態に対してホメオパシー的であるので、これは疾患状態もいくつかのグループに分類されることを暗示する。私は、現在までハーネマンの、疾患を理解することにおいて達した疾患の分類より優れた分類を見たことも、聞いたことも、読んだこともない。一方は急性疾患、もう一方は慢性疾患で、それらはさらに3つのマヤズム――疥癬、淋病、梅毒――に分類される。

本書の後半で述べるように、前述の慢性マヤズムの中のあるものの勃発としての急性疾患とは別に、独立した急性マヤズムも存在する。急性マヤズムは、現れ方は急であるが、個人の健康と幸福に継続的に影響を与える点では慢性ともいえる。

　人々は、慢性疾患とマヤズムを、多少カルビン主義的に理解する傾向がある。人類は罪を犯し、結果としてありとあらゆる疾患に悩まされている、とする考えである。3大慢性マヤズムは性病と密接に関連していて、不適当なセックス（衛生面・道徳面の両面において）はマヤズム状態の原因となることを暗示している。単純にいえば、マヤズムは一夫一婦制を守らない結果であり、各慢性マヤズム疾患の多様性は、マヤズムの、またマヤズムに対する長年月の多くの影響の結果である。

　私は、罪により人類はただ退廃していくだけなのではなく、人生にはそれ以上のものがあるにちがいないと常に感じていた。このイメージは、究極的には創造主による人類の創造の失敗を意味する。この概念のどこに成長や変容のような確立された考えが存在するのか？　疾患、したがってマヤズムが「存在の高次の目的」（Organon§9）を果たす妨害となるというのは真実か？　疥癬から淋病へと進行し、最後は退廃と定義づけられている梅毒に移行するというのは真実なのか？

　マヤズムを、その名前の由来である疾患とみると、その考えは一見真実であると思える。もしあなたが多くの人と性交渉をもち、それほど衛生に気を配らなければ、たしかに容易に疥癬を得る（疥癬―かゆみの体質）。そして、この生活を続けると、淋病（淋病―尖圭コンジローム）と梅毒（梅毒―下疳疾患）にかかりやすく、ハーネマンの時代には知られていなかった病態であるAIDS（AIDSが感染であるか否かについての結論は出ていないが）にもかかりやすい。

　ハーネマン自身は、すでにこれらの疾患自体を超えた概念を掲げている。彼は疥癬を、ほかのマヤズムと比較し「計り知れないほど広がった」（§80）とし、それについて以下のとおり述べている。

Organon §81：
「疥癬が、この古い感染性の火口が去って以来、多くの世代と人を経て、少しずつ、とてつもなく増殖し、現在どれほど多くの人類の疾患形態に表れているかがある程度理解される。慢性疾患のこの大きな多様性の形成に寄与した周囲の状況因子の多さを考えると、このことはよりいっそう理解される……」

　彼の後期の著作である『慢性病』において、ハーネマンは、疥癬の発疹を抑制することが、疥癬の二次的症状としての慢性疾患の多様性につながることをさらに説明している。

　ハーネマンに従い、私たちは現在でも「健康の回復」（Organon §2）について話し合っている。私たちは明らかに有機体を以前のよりよい状況に戻さなければならない。一般的にいうと、私たちの仮の使命は、善と悪の知恵の木のリンゴをかじるようにアダムがイブに誘惑され、イブがヘビの姿をした悪魔に誘惑されたそれ以前の状態に人類を戻すこと、といえる。
　もちろん私は個人の健康が低下していることを認め、慢性疾患の結果が頻繁に早すぎる死に終わることを知っている。そしてもちろん私たちの目的が、個人の健康状態を改善させることであることに賛成する。私はただ、疾患それ自体が何か悪いものであり、撲滅されるべきものであるとの結論に飛躍することに反対する。疾患をそのようにみることは、それを単純に悪いものと安易に結論づけることになる。疾患を個人の人生の全体像の中てみることは、私たちの視野を変えさせる。
　マヤズムについても同様ではないだろうか？　マヤズムを進化と個性化の過程と関連づけて考えることができれば、それらを異なる明かりでみるようになるのではないか？　マヤズムがより大きな全体に奉仕することが明確になるのではないか？　そしてそれは私たちのマヤズムに対する評価を変化させるのではないか、私たちの態度を、それらと闘う姿勢から、それらを利用する姿勢に変換するのではないのか？　そのようなものとしての疾患に関しては、多くのホメオパスが意味と目的という考えを受け入れ、個々のケースでそれを生かすようになった。しかし、私たちはまだ病的状態がそこから生ずるマヤズムというものを同じ明かりの中でみる段階には至っていない。私は、本書の中で誕生の過程とマヤズムの驚くべき類似性について述べた後、次の段階に進み、人

類の進化と個性化の過程においてマヤズムに有用かつ必要な役割を与えている一つの視野について述べる。

　私のマヤズムについての視野を著しく拡大させるのに役立ったものは、Stanislav Grofによる誕生過程の分析である。誕生の過程は、生命の全体像を非常に強烈な凝縮された方法で与える。それは要約的に人類の歴史と方向を示し、私にとって、マテリア・メディカとのその印象的な類似性を調べてみると（たとえば「Thuja」、「Argentum nitricum」、「Stramonium」の項を参照）、それはマヤズム理論の経験的で哲学的な基盤をなす。

　最初にStanislav Grofの研究を紹介し、私がどのようにして誕生の過程をマヤズムにとっての比喩やマヤズムを類推させるものとして用いるという考えに至ったかを示す。

1　人間の無意識領域

　研究室でLSDが開発された直後、開発者はLSD（φ）のプルービングは、精神科医が精神障害を理解することに役立つのではないかと感じた。おそらく、この分野で最も著名な開発者はプラハ出身の精神科医Stanislav Grofであり、彼は後に米国で研究を継続した。すぐに彼は、LSDは精神障害についての洞察を与えるものではなく、むしろそれは、潜在意識への入り口を拡大し、プルーバーである彼自身にとっての重要な意味を引き出す手段であると結論せざるえなかった。これにより、LSDの使用は、研究領域からセラピー領域に変換した。米国で権威者によりLSDの治療への使用が禁止されるまで、Stanislav Grofは、プルーバーと患者の両方から多くの情報を集めた。彼は、その分析の結果を、『Realms of the human unconscious（人間の無意識領域）』という本を出版して示した。彼と彼の同僚が参加した数千にのぼるLSDに関するセッションを研究し、彼はその経験を4つのグループに分類した。
　そのグループは層をなしているようにみえる。なぜなら、LSDのセッションや精神療法のワークでは、それらは相次いで起こる傾向があるからである。
　これらのグループの概要は以下のとおりである（年代順）：

抽象的体験：セッション初期ではほとんどが感覚的な体験（たとえば、色や模様を見るなど）であり、感情とは関係なく、個人の心理を理解する有意性はみられない。

伝記風体験：生涯の出来事に関連する体験で、フロイトの精神力学用語で理解される。特定の物理的・心理的トラウマが核となり（コア体験）、その周りに同様の体験が集まりグループとなるが、これらの形成をGrofはCOEX-system（凝縮した体験系）と呼ぶ。たとえば交通事故などのトラウマ的体験はコア体験となりえ、その周りにほかの生命にかかわる体験が集まる。このようにCOEX-systemは恐怖に関連し形成され、世界の体験の仕方に影響を与え、たとえば広場恐怖症などにつながっていく。
　伝記風体験に関するGrofの観察は、ホメオパシーの臨床では容易に確証され

る。ケーステイクでは、私たちは状況や問題の根（コア体験）を探すことによって同一な思考の道筋をたどる。患者は頻繁に症状を告げるが、現在の生活状況からは、なぜ彼らにこれらの症状が存在するのか、また、なぜそれらは強烈なのかを理解することはしばしば不可能である。原因と思われる出来事（事故、屈辱、虐待など）にさかのぼり、どのようにこの出来事が体験されたかを知ることは、ケースを理解し正しいレメディーを見つけることに役立つ。

周産期の体験：ほとんどの場合、COEX-systemの基本的テーマはトラウマ的コア体験だけでなく、誕生体験の重要なテーマでもあることがわかる。たとえば、前述の広場恐怖症（agoraphobia）の深部層としてトラウマ的誕生があるのであり、つまり子宮を去り開放された場所（agora）に出た乳児の体験は一種の恐怖なのである。したがって人生で生じたトラウマ的体験を再体験した後の次の体験領域が誕生なのである。Grofは誕生の体験を4種の基本的周産期（BPM）に分類した。

- BPM I ：母親との最初期の結合（出産開始以前の子宮内体験）
- BPM II ：母親との対立（閉鎖した子宮系における収縮）
- BPM III ：母親との協力（産道を推進）
- BPM IV ：母親からの分離（共生状態の終了と新しい関係の形成）

　これらのBPMに関する体験の詳細についてさらに述べる。私たちはホメオパスとして、ときとして誕生過程にケースの主題（コア体験）を発見する。それは両親から与えられる情報か、もしくはまれではあるが、両親自身による誕生の再体験により発見される。

トランスパーソナル体験：誕生の再体験は個人の新しい領域を切り開く。トランスパーソナル体験とは、簡単にいえば時空の境界を超越した体験である。別名ピーク体験、霊的体験、超越体験などと呼ばれ、個人に、また自分自身および生命に対する見方に深い衝撃を与えずにはおかない体験である。
　これらトランスパーソナル体験は本書の主題ではないが、私は、それが個人に及ぼす影響は最同種レメディー（シミリマム）のそれと類似したものでありうるという点を示したいのである。それは空間と自由を創造する。それは人

を意志と結び付け、個人の生の目的についての自覚を与える。

2　胎児期の体験とは何か

　ここ数十年間の研究により、妊娠中や誕生時に胎児が何も体験せず記憶が存在しない、という通念は完璧に払拭された。フロイトはすでに、誕生トラウマを後の人生の恐怖と強迫神経症の原型としているが、しかし、彼はまだそれを、後に創造されたファンタジーとみなしていた。

　Otto Rankはすべての心理学的な問題を誕生トラウマに対する反応と考えた。彼には、子宮は誕生時に失われたパラダイスであった。Nandor Fodorは患者のいくつかの症状を彼らの誕生の状況や、あるいは正確な誕生時刻とさえ関連づけることができた。彼によれば、誕生は非常にトラウマ的なことであるので、自分自身を防衛するために記憶喪失を生じるのである。

　Arthur Janovはその療法において、強烈な方法によって、誕生の痛みに代表される原初の痛みを誘発した。彼は誕生時の体験と、身体的および感情的問題との関連性を示した。

　心理学者のLeslie Lecronも、誕生といくつかの疾患との関連性を信憑性のあるものにした。

　Leonard OrrとSandra Ray は「リバーシング」という、誕生トラウマに対処する方法を開発した。

　Stanislav Grof の研究についてはすでに言及したが、本書に示す考えの基礎に彼の研究がある。

　催眠術により誕生時の多くの記憶が集められている。驚くべきなのは、赤ん坊が誕生時に居合わせた両親やほかの人々に言われたことを理解し、それに大きく影響される事実である。否定的な言葉や感情は彼らの生涯を決定することもありうる。彼らは言われたことを理解するだけでなく、自分の感情や欲求を伝えたいという思いを抱くこともできる。

　Linda Mathisonは、子供たちの口から自発的に語られる誕生時の記憶を収集した。これらのほとんどは2〜3歳の子供の話である。

　David Chamberlainは母親とその子供を催眠術にかけ、両者の誕生時の報告に強い関連性を見いだした。

　Chamberlainは、胎児が妊娠と出産を支配していると結論づけている。胎児

は母親の生理機能の変化に必要なホルモンを適時に産生する。流産を防止し、妊娠期間を決定し、出産のための胎位を決定し、出産を開始するホルモンの合図を与える。

　子宮内部での勃起、夢見、ほほえみ、すすり泣きが記録されている。

　初期の見解とは対立するが、胎児は周囲の状況を認識するのに役立つ感覚器を発達させている。私個人としては、超感覚的な知覚のほうがより顕著であると推察する。大人では、トラウマまたは霊的な発達により、身体の限界を簡単に超越し、普通の感覚器では知覚しえない物事を感知する人々に、超感覚的な知覚（ESP）が認められる。赤ん坊に関しては、まだ身体的に非常に純粋であり、超感覚的知覚はたぶんあたりまえなのであろう。なぜなら、魂はほとんど肉体化していない——それは簡単に、そして頻繁に身体から出入りすることを意味する——からである。胎児と新生児に関するいくつかの観察は、ESPを考慮しなければ説明不可能である。

　母親からの報告：長男が生後わずか数週間のころ、彼が熟睡していると確信し背中を彼に向けて静かにベッドに横たわっていた。突然、私の内部に「ママ、おなかがすいた」と言う彼の声をなぜか確かに聞いた。振り返ると、彼がしっかり目を開き私を見つめていた。

　身体から容易に抜け出ることができるという考えは、以下の父親からの話にも暗示されている。

　長男が生後わずか数か月のころ、十分な睡眠を得るために夜間の子守を交代でした。というのも彼は目が覚めやすく、まだおしゃぶりを見つけることができないでいたからである。ある夜、私が長男と寝る番であった。深夜彼が泣きはじめたが、なだめることができなかった。そして突然、彼は落ち着いて眠りに陥った。それは私を驚かせたが、それよりもほっとして眠り続けた。その夜はそれ以降、彼は全く目覚めることはなかった。翌朝妻が入ってきて、私が彼を妻のところから連れていかなかったか、と聞いた。私の知るかぎり長男は私と一晩中一緒にいた。彼女は、深い眠りの中で、しばらく彼が泣くのを聞いて、私がなだめることができないのに気づいた、と言った。彼女は非常に疲れ

ていたが、ベッドから身体を引きずり起こし、彼を連れて自分のベッドに戻った。これで私には、彼が突然落ち着いたことが納得できた。彼女が入ってくるのは見なかったし、彼を連れ出すのを見たわけではないので、彼女は体外離脱し、彼を体外に連れ出したにちがいない。

以下の体験から、生まれるずっと以前、受精の以前にさえも、すでに胎児の存在がアイデンティティを確立している事実が示唆される。

父親：妻の二度目の妊娠中に私は瞑想していた。私は自分の内側に入って静まり、何も考えていなかったが、突然自分自身の内部に明確に「あなたの娘の名前はマリアです」と言う声を聞いた。これは非常におごそかに言われたので、私は次の子供が女児であることを瞬時も疑わなかった。そして実際、生まれてきたのは女児であり、マリアと名づけた。

東洋・西洋からの過去数年間の多くの報告は、転生の思想を信憑性のあるものにしている。また、幼児には頻繁に過去生の記憶があるようである。

2歳の息子についての父親の報告：彼が何かを掃除するように言われたときに、「どうして女中がいないの？」と尋ねた。オランダ語で"女中"という言葉は最近一般的に使われないので、私は彼がその言葉を知っていたことに驚いた。「女中？」と聞いた。「そうだよ」と彼は答えた。「昔みたいに」。私は「いつ？」と尋ねた。「フランスの、雪山の中のお城に住んでいたとき。そこには女中がいたよ」

この少年の同時期：少年と両親は数年前のギリシャ旅行のスライドを見ていた。デルフォイの小さな建物のスライドを見たとき、彼は突然興奮した。「僕があれを建てたんだ」と叫んだ。「君が？」と両親は尋ねた。「そうだよ」と彼は言った。「プレゼントだったんだ」。その建物はまさに、ギリシャ帝国のある地域が帝国へ寄贈したものであった。

まだ母親の顔も見ていない生後4分の新生男児が、数枚の写真の中から母親の顔を見分けることができるという観察結果によって、ある種のESPは乳幼児

の通常体験の一部にちがいないという事実が示された。

新生児の声のスペクトルを使用すると、妊娠中に何か問題があったか、両親が頻繁に争ったか、を知ることが可能である——そこには妊娠中の両親の状態が子供に及ぼす影響がはっきりと表れる。

言語を理解するという考えは、本を読んでもらうと興味をもって聞くという事実が示している。そして繰り返し読まれると、彼らは興味を失う。

通常、子供たちは7歳までにESP能力と過去生の記憶を失う。しかし、それ以前には、彼らは私たちに不思議な話をすることがある。

急性発熱の3歳の女児。以前から慢性疾患にSilicaがたいへん有効であったので、同じレメディーが急性レメディーとして与えられた。数時間後完全に回復すると、彼女は以下のように報告した。〈レメディーをとった後、明るい光が窓から差し込み、天使が彼女の横に立った。そして天使は彼女の身体に入り、彼女は眠りに陥った。目が覚めると気分がよかった〉。後の急性疾患の際には、彼女は常にSilicaの筒をほしがった。彼女はレメディーを口に含むのではなく、筒を手に握り、それで十分だと言った。彼女は二度と具合が悪くなることはなかった。

過去生の体験の記憶を考慮することがケースを解決する例を示す。

Deborah Collinsは、退行療法でナチのガス室での殺人を再体験するケースをいくつか報告した。彼女はHydrocyanic acidを使用して治療に成功した。これは、ドイツがユダヤ人を根絶させるために使用したガスである、サイクロンBの一成分である。彼女は患者の現在の症状からこのレメディーを確定することができた。

ホメオパシーのケーステイクでは、最も初期の記憶に戻ることをはじめ、最も大きな意味のある全体像を確立しようと努める。これらの多くは無意識的なものである。すなわち、それらは患者の生活に影響を与えながら、患者は自分の感情と行動の原因に気づかないでいる。誕生体験の未解決のトラウマ的部分は、これらの無意識の記憶における非常に重要な核である可能性がきわめて高い。

3 出産の言語

　私たちの言語には誕生そのもの、あるいは比喩としての誕生にまつわる表現が満ちあふれている。患者がそれらを表現するとき、誕生過程のどの段階に関連するかを知ることができ、後に述べるように、どのマヤズムが関連するかを知ることが可能である。ここで、いくつかの表現を取り上げてみる。

「始められない」
「行き詰まった」
「私の居場所がない」
「押しつぶされるような感じがする」
「頭をブロック塀に打ちつける」
「自分の道が見つからない」
「どっちへ行ったらよいのかわからない」
「出口が見つからない」
「外へ出るのが怖い」
「これを脱するまで戦う」
「後戻りはできない」
「成し遂げられない」
「光が見えない」
「脱出しなければならない」
「引っ張られるような感じがする」
「押されるような感じがする」

　患者の生の状態は、「あたかも～のよう」という言い回しにも表現される。それは象徴的に話しているのであり、上述した表現、または同様の表現の一種と考えられる。
　以下のケースのように、人々は自分の状態を誕生の象徴的言語で直接表現することがある。これらのケースでは表現はかなり強烈であるが、Stanislav Grofがその著書で報告したような再体験と同一線上にある（6章参照）。

ケース1

　20歳の女性で、7歳のときからアレルギー性疾患がある。特に牛乳に対してアレルギーがあるが、豚肉、特定の野菜、真菌、ほこり、鳥、虫刺され、タマネギ、チョコレートにも反応する。アレルギー反応は重度の喘息となって表れる。さらに、奇妙な幻覚にも苦しむ。

　彼女の履歴を理解することがレメディー決定の鍵となった。「父は船員で、1年のうち2か月だけ家にいた……父が家にいたときは祭りのようだった。でも、両親が争ったとき、私たちは2階に上がらなければならなかった。そして、『父と母は離婚する』と思った。実際に両親は、私が10歳のときに離婚した……彼らが言い争っているときに罪を感じた。両親が離婚した後、父が陸に上がった2か月間、私は彼と住んだ。ある日、父は、『この人がおまえの新しいお母さんだよ』と言いながら、私にある女性を紹介した。その瞬間から彼の部屋のドアには鍵が掛けられた。この女性の息子は私に性的虐待を与えた。父にそのことを話すと、私が悪いと言った。もはや母に会うことは許されなかった。ある日、バッグに服を詰めて母のところへ逃げ出した。突然父はアメリカに移住した。私の所有物の一部は舗道に放り出され、残りのものは戻ってこなかった。それ以来、父には会っていない。私は父を非常に恐れていた。父から逃げ出した後は、彼からの電話と手紙を恐れていた。通りに一人で出ることや、父が学校に迎えにくるのを恐れていた」

　「両親の争いと離婚は私のせいだと思っていた。父は私に多くの家事をさせたが、私はちゃんとやらなかった。すべてを責められた。家族が争うと、私は罪を感じ、私が誰かと争うときには、彼らはいともたやすく私に罪悪感を抱かせるので、私は中止して相手に従う」

　「戦争にとても過敏で、TVで戦争を見ると悪夢を見る。寝ているときは飛行機、撃墜、泣き叫びが聞こえ、不安で目が覚める。さらに、幻視もある。7人の緑の小人が白いローブを着て寝室の窓からのぞき込んでいる。そして入ってきて、私を捕まえようとする。私は恐怖で隠れる」

　「家の中を歩いていたとき、いるはずのない犬につまずいた。でも私は犬を見たのだ。町の中では皮服の男性に追いかけられた。彼は銃で私を脅した。私は撃たれる錯覚を持った。ほかの誰もこの男性を見ていない」

　「私は、未来、コンピュータ、ロボット、ガラス張りの家、戦争、温かみと生気のない冷たいものすべてを非常に恐れる。子供のころすでに、ロボットに

取って代わられる仕事は選ばない、と決心していた。物は取って代わる。ある点で、ロボットはほかの方法に代わって人間を支配するかもしれない。UFOも私を連れ去るかもしれないので恐れる。

クモが怖くて夢を見る。エレベーター、混んだバスや電車、火が怖く、火事の夢を見る。恐怖で呼吸が亢進することもある」

彼女は芸術家なので、再診時に彼女の画をいくつか持参するように頼んだ。驚いたことに、骸骨や骨の画が多く、色は黒と赤が多かった。

「死とミステリーが好き。死は恐れない。死の体験をする研究プロジェクトにボランティアしたいほどだ」

次ページの画は赤、黒、白で描かれている。この画の横に彼女は詩を添えた。ここに載せるのは、私がオランダ語から訳したものである。

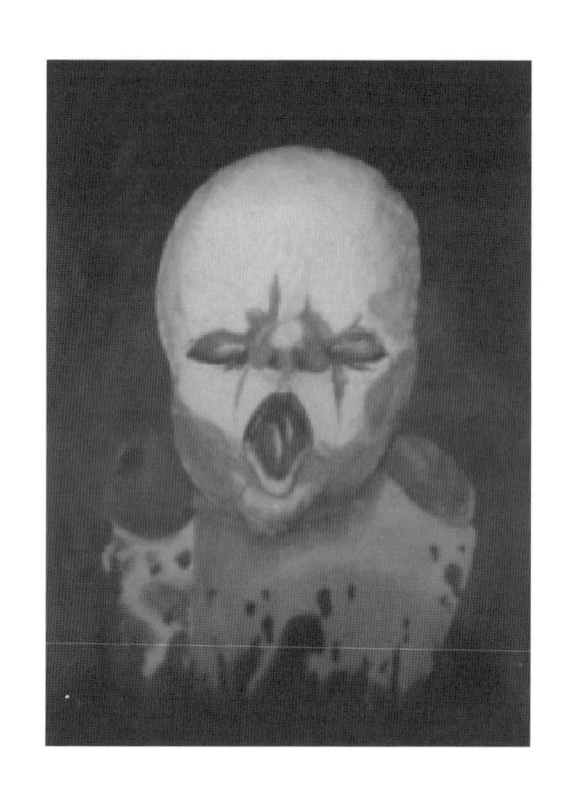

……叫びと悲鳴

悪魔が身体を切断し引き裂き

子供たちは絶滅に向かう

生き生きとした魂は悪魔に抜き取られ

子供たちはルシファーの王国へ連れ去られる……

このケースにおける最も重要な要素は、私の理解では、争いにより感じる罪悪感の妄想であり、特に両親の離婚に関しての罪悪感である。この問題は、それ自体がすでに直接Magnesia bromataを指摘している（ジャン・ショートン）。さらに、ほかの多くの症状がこのレメディーを支持する。

Magnesiaでは以下の徴候がみられる：
- 牛乳：悪化と嫌悪
- 野菜：悪化と欲求
- 疲労感
- 争い/戦争/暴力に敏感
- 離婚の経歴
- 火の夢

Bromiumでは：
- チョコレート：悪化と欲求
- 喘息
- 罪悪感
- 追跡される妄想
- 幻覚

　Magnesia bromata 200Cの後は、喘息の発作は一度もみられなかった。
　ここ4年間、心身ともにたいへん元気である。幻視は完全に消滅し、恐怖感は減少した。レメディーは同ポーテンシーで一度リピートされた。

4 妊娠と出産の症状

　妊娠と出産における症状の重要性はホメオパシーにおいては新しいものではない。Kentの『Lectures on Homoeopathic Philosophy』の102ページでは、「現代では、レメディーを必要とする症状を持たずに出産できる健康な女性は皆無である。このため、もしあなたが出産でクロロフォルムを与えると、患者は症状を訴えることが不可能になってしまう。もし出産間近に、彼女に何のレメディーが必要か（おそらく生涯の苦痛に打ち勝つための）を優れた治療家に示す症状を彼女がまさに表そうとしているなら、この愚かな行為によって、あなたはそのレメディーが何であるのかを知る機会を奪われる」とされている。

　Kentの『Lectures on Homoeopathic Materia Medica』421ページではさらに、次のように記されている。
「もし妊婦をケアするならば、子宮の不規則な収縮を取り除くため、または、出産時のそれを防ぐレメディーを選択することができなければならない。そうすれば痛みはそれほど激しくならない。収縮は感じるが、多くの場合痛みはない。多くの女性はレメディーに賛成しないので、このようなチャンスはあまりないであろう。女性は、出産の少し前には、ほかのときよりも空想的かつ気まぐれで、自分勝手な傾向がある。妊娠中は治療を受けるべきであり、長期間かかる場合もある。妊娠期間は女性にとって治療を受ける幸運なチャンスである。彼女の不調を示す症状はそのとき表れ、ほかのときに表出することはない。もし彼女に疥癬の病態があれば、妊娠するまではそれは休眠状態であり、妊娠が、根本的な症状を表出させるための刺激要因となる。したがって、それはホメオパシー療法家にはケースを学び、また、それらの症状に基づく根本的なレメディーを与えるよい機会となる。これらは、それらの症状を取り除き、お産に備えるだけでなく、彼女の有機組織体における混乱の多くを取り除く。それによって彼女は、生涯を通して多くの不調から解放され、何かほかのきっかけによって表出するまで、おそらく表れることのない多くの症状から癒される。ホメオパシーをよく知る女性は、妊娠中に周期的な根本治療を受けるが、それは、治療家に詳細を話し、苦痛や疾患についての情報をすべて与えることが、彼が

そのケースを検討することが、特別なことだということである。妊娠中に観察される症状は、妊娠していないときにみられる根本症状に追加されるべきである。なぜならば、それらは皆、その一人の患者の障害の証であるからである。そして、治療されるべきものは疾患ではなく患者なのである。疾患は単に障害の、有機組織体の混乱のもう一つの形にすぎないのである」

ホメオパシーの臨床から、妊娠時の症状が、子供の正しいレメディーの選択に非常に重要であることがわかる。これらの症状は、子供の現在の状態に適合すると思われるレメディーを確証することが多々ある。

ケース2
私の簡略な臨床例：赤ん坊には疝痛があり、母親は自分の肩に彼を乗せてなだめている。妊娠中の唯一の有意な出来事は、母親の5か月目の深刻な疝痛である。彼女は痛みを緩和させるために身体を二つ折りにし、腹部を圧迫していた。Colocynthisが子供に有効であった。

- 腹部；痛み、妊娠中
- 腹部；痛み、圧迫で好転
- 腹部；痛み、二つ折りで好転
- 腹部；痛み、腹部を下にして横になると好転

また、妊娠に対する両親の反応は、子供のレメディーの選択に役立つ。

ケース3
頭痛と鼻血の症状を持つ、やせた少年。最初の子供の言動で苦労したため、父親はこの少年の出産には強く反対していた。彼の母親は言った。「彼はとても愛らしい子供です。彼はただ、人に彼を愛させずにはおかないだけなのです」
　Phosphorusの後に彼は怒りをあらわにし、1か月に3.6kgも太り、頭痛と鼻血は止まった。

- 全般；やせた人々
- 鼻；子供の鼻血

- 頭痛；女生徒
- 精神；愛情深い
- 精神；悲嘆による疾患が徐々に体質を悪化させる
- 精神；失恋による疾患

愛らしく、陽気に、開放的に、同情的になることにより生きる権利を得るというPhosphorusのこの同じ概念が、次のケースで確められる。

ケース4

32歳の女性で、いくつかの身体的、感情的な症状があり（しかし、それらはここでは関係がない）、流産しやすい。彼女は非常に開放的であり、熱意に溢れる。常に人々を元気づける。「人生はただ一度だけなのだから、すべてを体験したい」。彼女はすべてにおいてたいへん野心家である。「だからみんな私が好きなの」。彼女は開放的、調和的になるように努める。「世界中の悲しみを取り除いてあげたい。生きることが楽しいと人々が感じてほしいの」

彼女は母親の不妊手術後に、4番目の女児として生まれた。「私は望まれていなかった」。分娩中に彼女の母親は死にそうになった。すぐ後に、両親がいつも望んでいた男児が生まれた。「私は常に存在自体に罪悪感を持っていた」。「私は子供がほしいし、その子を愛してあげたい」

いくつかのキーノートによりPhosphorusが確証された。非常によく反応し、異常な熱意と快活さは大きく改善された。

次のケースは、妊娠中の両親の状態がケースの全体像にいかに有益な情報を与えるかを物語る例である。

ケース5

手が冷たい8歳の内気な少女。問診の間中、彼女は指を口に入れて座っていた。生まれたときから鼻かぜと皮膚のかゆみが交互にあった。彼女は2歳のころ、寝ているときに髪の毛を無意識のうちに左側から右側に引っ張っていた。就寝中も泣いて落ち着きがなかった。耳は定期的に疾患に侵された。花粉と木にアレルギーを持つ。牛乳を嫌悪。足裏の発汗（DD〈鑑別診断〉：Silicca、Arsenicum）。妊娠中に、父親が失業しそうで大きな緊張が存在した。母親は、

経済的な安心感を失うことを非常に怖がった。
　Arsenicum albumが彼女のレメディーであった。

- 精神；気難しい
- 精神；引っ張る、毛髪、何かを引っ張る欲求
- 精神；貧困への恐怖

　妊娠しているときの母親の言動の変化は、非常に重要である。

ケース6

　4か月の子供で、顔の皮膚に湿り気とかさぶたがある。母親は妊娠中に他人の苦悩に異常に敏感であった。ソマリアとボスニアからの報告を見て、不正に対して絶望的な怒りを持ち、泣いていた。妊娠中は薫製のソーセージを非常に欲した。Causticumが皮膚疾患を治癒させた。

- 顔；発疹、かさぶた
- 顔；発疹、湿疹
- 顔；発疹、湿気
- 精神；同情的
- 精神；他人への同情で泣く
- 精神；不正に対して敏感
- 全般；食品、肉、欲求、薫製製品

　このケースは、確実なレメディーを処方するためには、妊娠中の症状を加味する必要があることを語るよい例である。
　次の妊娠中のケースでは不正がテーマとなり、主に父親が関係する。父親の状況や母親の反応と、子供の状態に因果関係があるかどうかを言明することは不可能である。少なくとも共時性は存在する。

ケース7

　夜間に陰唇が痛む4歳の少女。彼女はさすったり押したりして泣く。赤ん坊のとき、彼女の陰唇は接着していて、排尿を非常に痛がった。妊娠中に、彼女

の父親は政治的活動によりイランで服役し拷問を受けた。父親によく似て、彼女はとても敏感で穏やかな性格である。彼女は逆子で生まれた［私の臨床では、淋病のケースに逆子が多かった（6.4.8参照）］。Staphysagriaがこの子供を治癒させた。

- 精神；他人の粗野な態度による疾患
- 精神；憤慨による疾患
- 精神；不正を支持できない
- 女性生殖器；接触に過敏、陰唇

　妊娠中にトラウマになる出来事があると、子供の状態を理解しレメディーを知るためには非常に有効な材料となる。人生のずっと後でも、妊娠中に起きた両親（特に母親）や子供のトラウマ的出来事の情報は、正しいレメディーを見つけるのに役に立つことがある。
　出産中の母親の症状に子供のレメディーを見つけることはまれであるが、それには、私たちがこのことに十分注意を払わず、一般にこれまで、それをさらに深く追究しそこねてきたという事実が主としてかかわっている。われわれホメオパスにとり、出産過程に関して興味深いのは、この凝縮された、強烈な体験の中で得られる症状が、非常に信用できるという事実である。ごまかし、理論づけ、隠蔽がなく、真実を得ることができる。もし母親が「子供は順調に生まれて出産には問題がなかった」と言っても、そのまま受け入れるのではなく、出産の様子についてさらに詳しく話すように要求すべきである。

ケース8
　4歳の子供。母親は出産の痛みに耐えられなかった。彼女が立って歩きたかったとき、医者が横になるよう言ったので、彼女は非常に腹を立てていた。助産師と助手にいら立ち、部屋から追い出した。誰かに接触されるのは耐えられなかった。聴診の間、医者をたたきたくなった。子供は言動の問題を持って生まれた。なぐる、ける、投げる。歯医者の顔面をなぐった。どんな身体症状でも、抱かれて歩き回られる必要があった。片耳に、赤変を伴った耳炎。Chamomillaが治癒させた。
母親・子供両者の症状：

- 女性生殖器；陣痛の痛み；絶望的にさせる
- 精神；ベッド、出産中は起きあがらなければならない
- 精神；つむじ曲がり
- 精神；矛盾の傾向
- 精神；痛みに対する怒り
- 精神；痛みによる落ち着きのなさ
- 精神；痛みによるいら立ち
- 精神；接触により悪化
- 精神；なぐる
- 精神；ける
- 精神；物を投げる
- 精神；抱かれて歩き回られたい欲求
- 耳；変色、赤み、片耳

　出産中の子供の体験を知ることはまれであるが、レメディーを知るためには役に立つ。

ケース9

　1歳の子供。外部からのすべての刺激に極度に敏感。帝王切開で生まれた。ボールや風船が好きであるが、それらがとがったもので刺されて破裂することを非常に怖がる（子宮がされたように）。突然、激痛時のように泣き叫ぶ。カーテンを閉じ、照明を消した状態でベッドに入ることを好む。母親が彼に触れたり、服を着せようとするとたたく。母親の腹部を恐れる。彼女の腹部をたたく。TVで赤ん坊を見ると、母親をたたく。

　Antimonium crudumが彼を非常に落ち着かせた。母親は奇跡だと言った。

- 精神；接触によるいら立ち、子供は泣く
- 精神；気難しい子供、接触すると泣く
- 精神；ベッド、そこにとどまりたい欲求
- 精神；仲間といると悪化、孤独を好む
- 精神；妨害されると悪化
- 精神；子供のいら立ち

- 精神；敏感な子供
- 精神；損傷の夢
- 精神；切断の夢
- 精神；外傷の夢
- 精神；接触への恐怖
- 精神；身体を切断される妄想
- 精神；月光でセンチメンタルになる（月は母親、満月は充満した丸い子宮）。

次のChamomillaのケースも、子供の状態が母親の妊娠と出産の体験といかに符合するかを示す、すばらしい例である。このケースでも、最初に母親は、妊娠中も出産も問題なく、子供はたった数時間で生まれたと言った。さらに詳しく話すように要求すると、出産それ自体がケースの全体像を表わしている事実を知ることができる。出産に適合するレメディーを確証する子供の症状を見つけるだけで、確信をもってそれを処方するには十分である。

ケース10

4か月の不幸な女児で、よく泣き、痛みのあるときのように怒りをあらわに伸びをし、母親とはほとんど接触しない。

何も彼女を満足させることはできなさそうである。

妊娠中に母親は、赤ん坊が子宮にきちんと収まっていないような感じがしていた。常に痛んだ。いら立っていた。出産は、拡張の最終段階になるまではすべて順調であった（Chamomillaの典型、後述の淋病に関する項を参照）。耐えがたい「陣痛の嵐」に襲われた。激しく鋭い痛みでパニックに陥った。どのような体位をとっても緩和しなかった。自分の身体をコントロールできないように感じた。支えられながら歩き回った。「私を抱いていて」。どんなふうにしても、横になっていることはできなかった。仙骨の周囲に痛みがあった。「そこをマッサージして」と夫に頼んだ。身震いし、しまいに叫びはじめた。彼女に接触することは難しく、彼女は自分がこの世から隔離されてしまったように感じた。

- 精神；痛みに対する怒り
- 全般；伸び

- 精神；すべてに不満足
- 精神；見られることに耐えられない
- 腹部；妊娠中の痛み
- 女性生殖器；陣痛の痛みが絶望的にさせる
- 精神；独裁的
- 精神；痛みによる落ち着きのなさ
- 精神；痛みによる金切り声
- 全般；痛みによる身震い
- 全般；痛みによる失神

再びChamomillaのケースである。Chamomillaは出産を分析することにより、また妊娠中と出産時の両症状を基本とすることにより、ほとんど常に確証が得られるレメディーである。

ケース11

1歳の女児で常に病気がち。妊娠中の母親の手足はたいへん温かく、夜間でも足を布団から突きだし、できるだけ裸足で歩いていた。出産はとても長引いた。一日中陣痛があり、最終的に入院し、そこで鉗子分娩した。母親は「あれほど痛いとは思っていなかった。歩くことも、座ることも、横になることもできなかった。すごい痛みだった」と言った。その女児は誰かが頭に触れると、とても嫌がった。

- 四肢；手の熱さ
- 四肢；足が熱いので覆わない
- 精神；痛みに敏感
- 精神；痛みによる落ち着きのなさ
- 精神；出産中の落ち着きのなさ
- 精神；接触により悪化

小さい子供は誕生について覚えていることがあり、彼らが与える情報は、彼らの状態を理解しレメディーを決定するのに役に立つ。

ケース12

3歳の少年。ずっと母親の腹の中にいたかったが不可能であったと、彼は言う。彼は壁を通り抜けなければならなかった。「壁を通り抜けていたとき、完全に独りぼっちだった」。彼は逆子で生まれ、かなり強く引っ張り出された。結果として、分娩後に斜頸で苦しんだ。最初の8か月間は昼夜を問わず一日中泣いていた。

彼は2種類の夢を繰り返し見た。一つは、壁の中の嫌な男が現れ、彼を捕まえようとする。「男の人が壁から出てきて、石で僕の頭をなぐったり、頭に水をかけたりする」。または、「悪い男の人がけんかをしていて、壁が、『加わらないほうがいいよ』と僕に言う」。もう一つの繰り返す夢は、彼と両親が買い物に行き、家に戻る時間になると、両親が、一人で家に戻るように言い、彼を残して車で行ってしまう。それから彼は、自分の姿を見えなくさせるものを身につけ、両親が店に戻ったときに車に乗り込み、両親と家に戻る。家に戻ると身につけたものを取り除き、姿を現す。または、両親が電車の中にいるのだが、彼は両親と一緒になれない夢を見る。彼は腹部に赤ん坊がいる母親の画を描く。彼は、少女になって母親の服を身につけたい。

彼は非常に人なつこく、柔和で、愛想がよい子供である。一人残されることを避けたいという目には見えない心理から、彼が望ましい態度をどのように見せているかがわかる。

私は、見捨てられる、一人きりになる等の概念と、逆子出産を考えあわせ、Pulsatillaを選択した。彼は、去ることを望まなかった"子宮の庇護"に代わる"両親の庇護"を失うことを望まず、そのため、とても人なつこくふるまう。

- 精神；見捨てられる妄想
- 精神；捨てられる感じ
- 精神；世界中で独りぼっちの妄想
- 精神；無視される恐怖
- 精神；無視されている妄想
- 精神；家から離れている妄想
- 精神；服従的な内に秘めた悲しみ
- 精神；子供が母親にしがみつくみ
- 精神；繰り返す夢

- ●精神；男らしくない
- ●女性生殖器；胎児の位置異常

　特に子供に関して信頼できる症状がない場合は、母親に出産の体験を詳しく尋ねるべきである。母親（と子供）に困難な段階がなかったかを調べよう。これは、直接レメディーを見つけたり、マヤズム的素因を確定するのに役立つ。マヤズム的素因とは、子供に対する診断が多岐にわたる場合には、関係するマヤズムに適合するレメディーに焦点を当てることができることを意味する。私は本書の最初に、マヤズムに関する「誕生モデル」を含め、厳密すぎるシステムの使用に対して警告した。絶対的な結論はありえない。報告される出産が常に、患者に合致するようにみえるレメディーやマヤズムと一致するとはいえない。

　ケーステイクにおける出産の完全な分析は、レメディーの決定に役立ち、また患者の心理的状態を理解するのに有効であることが多い。ほとんどのケースにおいて、人々にその誕生の仕方が反映されているのが認められる。または反対に、生まれ方がすでにその人の本質を表しているというべきかもしれない。私の経験では、出産の分析により、示唆されたレメディーが再確認されることは多いが、それはほんの少数のケースにおける決定因子にすぎない。これらのケースの大多数が乳幼児であり、全く、あるいはほとんど、レメディーを導く有用な症状が得られないため、これは、やはり貴重な追加検討手段なのである。

　前述のとおり、出産の本格的な分析は、子供の根本レメディーを見つけるのに役立つことは明らかである。もちろん、母親の根本レメディーを見つけるのにも役立つ。次に、出産にまつわる症状が根本レメディーの発見に役立ったTrillium pendulumのケースを2つ挙げる。このレメディーの根本像が私たちの本には載っていないので、これらのケースから引き出した私の見解を述べる。

5 Trillium pendulum：
賢いフクロウ

最初の根本レメディーのケース

ケース13

非常に困難な妊娠期間とトラウマ的出産の後に恥骨結合が離開した40歳の女性。分娩中に臍の緒が切れ、母子ともに出血多量であった。出産後も母親のおびただしい出血は続いた。血小板血症の後に脾臓摘出の病歴。

彼女は穏やかなほほえみを浮かべ、きわめてコントロールされた、落ち着いたしゃべり方をする。彼女の全エネルギーは頭部に集中しているように見える。頭だけが動くが、これも意識的にコントロールしているようである。彼女は自分が話すすべての言葉に注意を払い、注意深く選んでいるように見える。彼女は外観ではなく、自らを表現することにおいて、行き届いて、几帳面な印象を与える。外観にはあまり注意を払わないように見える。彼女は知性を重要視し、感情的に傷つきやすく女性的な印象を与えるにもかかわらず、知性が彼女の統一を保っている。大きくて表情豊かな瞳を持つ。深刻な身体症状があり、彼女が望むとおりに行動することを制限することが彼女には非常に苦しい。「私はそれについて、あたかも離れた所から見ているようにしか話せないのです。まるで自分自身と自分の身体が分離しているよう」（精神；混乱；自己のアイデンティティ；二元性の感覚）。彼女は子供のころからずっと不健康で、常に自分の身体と闘ってきた。具合が悪いときには、常によりいっそう働いた。身体によるどのような妨害も受け入れることができなかった。「病気が大嫌い」。彼女はすべてを自分の支配下におき、非常に真面目に仕事と家事をこなしていたのだった。「私は母親としても、仕事のうえでも、うまくやれる『スーパーウーマン症候群』なのです」

彼女は2匹のフクロウのブローチをつけていた。「私はフクロウのコレクターです。フクロウが大好き。ギリシャ神話の女神は、厳格さと知恵の象徴とし

てこれを身につけていたのです。昔、私は試験に落ちはしないかととても不安で、フクロウをお守りにしていました。フクロウがすばらしいのは、彼らが常に解決法を知っている点です」。彼女はフクロウに関する本をたくさん持っていて、そのテーマについてよく知っているようであった。

彼女とフクロウとは共通点が多いという考えが私の頭をよぎった。彼女は感情と身体を心で完全にコントロールしていた。「私は、身体に向かって、まるでそれが自分のものでないように話しかけることができます」。「人は私の身体に触れることはできるけれど、私の頭や心には近づくことができません」。「これが私の生き残り法です」。彼女は管理職として、争いごとの処理にかけては有能である。非常に説得力があり、解決策を見つけるのに優れている。賢い人なので、さまざまな立場の人々の上に立つことができ、彼らをまとめることができる。

結婚した3か月後に、腹部で卵巣嚢腫が破裂した。それには毛髪、軟骨、歯が含まれていた。「最初に私が思ったことは、それが、フクロウの膨らんだ部分のように見えたことです」

明確なレメディー像がなかったし、骨盤の症状と、主訴である「殿部と背中が粉々になり、包帯の締めつけで好転する（Boericke）」がTrillium pendulumに合致したので、これの200Cを1回分処方した。違った見方をすると、自分自身をコントロールする彼女の知性自体も、身体と感情をしっかり締めつける一種の包帯といえる。

Trillium pendulumは以下の項目と合致する：
- 四肢の痛み；破壊されるような感覚；骨盤、分解するような
- 四肢；脱臼の感覚；殿部
- 四肢；衰弱；殿部
- 女性；痛み；ヒリヒリ、圧痛；骨盤
- 女性；性器の弛緩；骨盤周辺
- 全般；包帯で締めつけると好転
- 全般；縛り上げる、包帯で締めつけると好転
- 全般；失神しそう、失神する；出血；出産後
- 全般；失神しそう、失神する；体液の喪失から；血液
- 全般；出血；血液；凝固はない

6週間後の再診

彼女にTrillium pendulumの一般名称がバースルート（birth root）であることを話すと、「娘は私を、私が失ってしまったものと直面させました。私もこのようであったにちがいない。一度友人に、『バースルートのような生まれ変われるレメディーがあったらいいのに』と言ったことがあります」と答え、わけもなく泣いたり、怒りと一体になった嘆き・悲しみを感じるなど、いつになく感情的になったと報告してきた。

レメディーの後、彼女は夢で自分の子供の出産を再体験した。しかし、このときの出産は痛みもなく困難でもなく、すべてが順調で、迅速でスムーズだった。出産過程のすべてがすばらしくて美しいものであった。出産後はすべての痛みが消失していた。「とても気分がよくて、そのまま夢を見続けていたかった」。夢の後で彼女はひどいかぜをひき、声が出なくなった。今までの彼女は、こんな状況でもひたすら働き続けたので誰も気づかなかった。今回ははじめて家で休み、夫にも家にいて子供の世話をするように頼んだ。「今回、生まれてはじめて私は停止したのです。とても満足です。自然にそうなったのです。これまでは、常に限界に挑戦し、本当に自己破壊的でした」

多くの体液と体重を減少させた。妊娠以来20kgも増えていたのだった。骨盤の痛みは次第に落ち着いていった。

15週間後の再診

「自分自身のコントロールを失ったかのように怒りが激しくなった。激しくののしることさえある。こき使われるのはもうたくさん。たぶん見せかけの自分が少しなくなったのでしょう」。「コントロールできなくなることは怖い」。「以前は自分に、怒ることを許さなかった。父と妹はしょっちゅうけんかをしており、私は彼らみたいになりたくなかった。私は単に怒りをはぎ取っていた。私の怒りははるかに致命的だった。私は、厳しく氷のように冷ややかに、人を拒絶していた」

9か月後の再診

「まだ、物事を完全に成し遂げたい気持ちはあるが、同時により簡単にそれを手離せるようにもなった」。「今まででいちばん安定している。かぜに対する抵抗力が低下した。『スーパーウーマン症候群』は消え去った。私が健康でないという事実は、それほど重要ではなくなった。もう、一番でいる必要もない。

いろんなことを楽しんでおり、ばかげたことでもできるようになった」

　彼女は4歳のとき、公園に毒イチゴを食べに行った。彼女の先生が、天国がいかに美しい所かを語り、彼女はそこへ行きたかったのだ。先生に、そのことを自分の姉妹に話さないように頼んだ。そうしないと、また彼女の後をついてきてしまうから。
　数か月後に敗血症性骨髄炎により昏睡状態（精神；意識不明、昏睡、知覚麻痺）に陥った。「祖母が、『死んでしまった』と言うのを聞いた。たくさんの夢を見た。夢の中で、私はシーツの下に横たわり、人々は私が死んだと思った（精神；恐怖；死の）。私はただ寝ているだけだと言おうとしたが、言葉が出なかった」。彼女は妹をひどく嫌っていた。「私が最初の子供として歓迎されたのに比べ、両親は妹を本当はほしくなかったので、私には常に罪の意識があった」

2年後の再診
　月経の少し前に骨盤の痛みが再発した。「子供のころ、私はすでに私に起こる多くのことを知っていて、娘に関しても同様に感じる。彼女には、多くの通り過ぎなければならないことがあり、私がこれらを未然に防止することはできない。私は彼女と共生関係になることを防がなければならない。彼女は年の割にはとても賢い。私が子供だったころ、自分のことをずっと年上に感じて、年上の子供にひかれた。子供でいたくなくて、両親に、前世の両親のところに戻りたいと言った。一人のときには"本当の"両親に話しかけた。大人になると彼らに別れを告げた」

　Trillium pendulumは、まさに彼女が必要と感じていたバースルートであった。子供の出産を再体験し、彼女自身が生まれ変わった。
　彼女はここ1年以上健康である。レメディーは、6か月後と2年3か月後にリピートされた。

2番目の根本レメディーのケース

ケース14
　3度目の妊娠中に恥骨結合離開を生じた29歳の女性。2年前に、激しい勉強による重度の疲労と日常の頭痛で私を訪れた。彼女は勉強を完全に諦めること

さえ考えていた。Calcarea phosphorica 200Cによく反応した。

恥骨結合の痛みで再来したので、Calcarea phosphoricaをリピートすのは非常に妥当なことである（Kent：恥骨周囲の痛み；Boericke：仙腸関節の痛みは破壊するよう）。しかし、私は以下の4つの理由により異なるレメディーを与えた。

1番目は、過去にCalcarea phosphoricaによく反応したとはいえ、私は本当にそのレメディーで十分であるとは思わなかった。レメディーは、精神的疲労による頭痛に合致したが、中心的な概念である不満足感と変化への欲求が欠けていた。その時点では、Calcarea phosphoricaが私の考え及ぶ最善のレメディーであった。

2番目は、彼女は私にケース13のような女性を大いに思い起こさせた。

3番目の理由は、これまでの私の経験では、恥骨の症状においてCalcarea phosphoricaを使用するのは痛みが恥骨周辺にある場合であり、不安定感と緩み感が顕著であるときにはあまり使用しない。

4番目、最後の理由は、あまり知られていない（小さな）レメディーを選択する自由があるときには、よく知られたレメディー（ポリクレスト）に納得できない場合、好奇心が私にその小さなレメディーを選択させる。

20週目から恥骨に弛緩を感じた。上昇したり横になったりすると症状は悪化した。「私は不平を言わない。もっと悪くなるかもしれない。ただそれに従うだけ」

最初の出産後、多量の出血があり失神した。胎盤が出るまでに45分かかった。彼女の母親も出産中に多量の出血があり、昏睡状態に陥ったことがあった。胎盤が出るまでには常に非常に長い時間を要した。祖母は出産のたびに、死にそうになるほど出血していた。

Trillium pendulumが含まれる見出し：
- 四肢；痛み；破壊されるような感覚；骨盤、分解するような
- 四肢；脱臼の感覚；殿部
- 四肢；衰弱；殿部
- 全般；包帯で締めつけると好転

- ●全般；縛り上げる、包帯で締めつけると好転
- ●全般；失神しそう、失神する；出血；出産後
- ●全般；失神しそう、失神する；体液の喪失から；血液
- ●女性；子宮のアトニー、子宮筋無力症
- ●女性；悪露；血性
- ●女性；悪露；長時間
- ●女性；悪露；長びいた
- ●女性；悪露；多量
- ●女性；子宮出血；陣痛；その間と後で
- ●女性；子宮出血；女性；出産のたびに習慣的に大量出血をみる
- ●女性；痛み；ヒリヒリ、圧痛；骨盤
- ●女性；性器の弛緩；骨盤周辺

　彼女は、知的、思慮深い、抑制力がある等の印象を与える。注意深く言葉を選ぶ。どこか緊張して見える。定期的に一方の唇を歯に挟み緩々かむ。断固としていて、正確であるような印象を与える。彼女はギリシャ語とラテン語の教師である。「子供のころ、妹に読み方を教えました」

　彼女は長女だった。両親はともにまだ勉強中であった。「実際のところ、私は子供ではなかった。いつも大人になりたかった。今は大人になってとても幸せ。私は探求好きで博学だった。『大人になったら、あらゆる言葉がわかるのだ』と思っていた。自立して自分で何でも決めたかった。しかし同時に、規則には従順だった。非難されるということは、グループの一員でなくなり排斥されることを意味していた。両親が私を愛していることは、私にとって重要であった。彼らの意見はいまだに重要である。母は常に、私が勉強を終えるまでは子供を持つなと言っていた。数学と語学が得意であった。運動は極端に苦手で、ちゃんとボールを投げることさえできなかった」

　彼女は非常に野心的であったので、水泳のすべての免状を獲得し、柔道の黒帯さえ手に入れた。「柔道は趣味でやるのではなく、私には目標達成が必要だからです」。常に高得点を取りたがり、最初の不満足な得点は彼女の大きなトラウマとなった。失敗は大きな恐怖であり、「他者に対してつくり出した自分のイメージどおりに生きないこと」を、彼女は非常に恐れていた。

　「常に物事をコントロールし、次に何が起こるのかを知っていたい」

もちろんTrillium pendulumを彼女に処方することを考えながら、何かフクロウに関係することがあるかどうか、非常に知りたかった。しかし、彼女にとって動物が何かの意味を持つか質問すると、子供のころ犬が怖かったとだけ答えた。最後に、あからさまにフクロウについて尋ねた。彼女は、「特にフクロウについて語ることはありません。しかし、ギリシャ神話の女神アテネにとてもひかれます。彼女のシンボルがフクロウです」と答えた。私は、女神アテネになぜそれほどひかれるのかを尋ねた。「思慮深さ、知性。常に計画に沿って行動する。彼女はアフロディーテのような美男子や、子鹿を殺したことで怒り狂うアルテミスのようなくだらない男に心ひかれることを自分自身に許さない。彼女は人々の明敏さを賛美する。彼女は神より地位が低い者であっても性質がよければ人間を賛美する。哀れな少女たちに蒸気をあてたヘラのように嫉妬深くはない」
　私には、これらすべての叙述は患者を示しているように聞こえた。
　「決して言い争ったことはない。まず気を静め、考え直す。人々が争うのを見るたびに、子供みたいだと思った」
　私はTrillium pendulum 200Cの1回分を処方した。

6週間後の再診
　翌日には弛緩感はほとんど消えていた。「見方によっては弛緩の代わりに締めつけを感じる」
　「夢が変化した。以前は物事をコントロールできずに、どうしてよいかわからない状況の夢を見た。怒り、いらいらしながら目が覚めた。絶望感、出口のわからない感覚があった」

6か月後の再診
　骨盤の問題は解決していた。秋が終わると再発したが、再び自然に消え去った。
　出産中と出産直後に200Cのレメディーをリピートした。胎盤は20分後に自然に排出され、出血は500cc以下であった。子宮はすぐに正常の大きさに戻り、悪露は数日中に停止した。数日間骨盤の弛緩が感じられたが、その後急速に改善した。

18か月後の再診
　恥骨結合の離開は完治した。現在は手首を酷使していた。「骨盤の不安定感

と全く同様」。Trillium pendulum 200Cがリピートされ、結果は良好であった。

女神アテネ

　ギリシャ神話では、女神アテネはアテネの保護神であり、オリンピックパンテオンの重要なメンバーであった。彼女はゼウスとメティス（精神）の娘である。ゼウスは娘が自分の地位を奪うことを恐れ、妊娠中のメティスを食べてしまった。ゼウスは激しい頭痛を生じ、自分の額を斧で打ち割るように鍛冶屋であるヘファイストスに頼んだ（割れた骨盤のように）。そして、アテネはゼウスの頭（精神）から大人の女性（両方のケースの女性は子供時代から大人であることを望んだ）で、完全に武装して（きつい包帯）生まれた。彼女は父親のお気に入りだった。父親は彼女にアイギス（盾）、胸当て、そして恐るべき稲妻の矢をゆだねた。

　一方で、彼女は戦士の姿をしており、彼女について描かれたもののほとんどが鎧を身に着け槍をつかんでいる。しかしまた、彼女は手工芸と農業に興味を持っていた。彼女が創造したといわれるオリーブの木は彼女に捧げられた。アテネは叡智とセンスのよさでも注目された。これは彼女と、古代の叡智と理性の象徴であるフクロウとの密接な関係を説明している。彼女は「フクロウの目を持つ少女」とも呼ばれていた（目；拡大の感覚）。

　パルテノンは現在でもアテネのアクロポリスの丘に残っているが、かつては、ここにアテネパルテノンの記念像があった（parthenos = maiden〈乙女〉）。しかし彼女は、ほかの多くの都市の守護神でもあった（統合する、古代の都市を防衛した壁のように）。

結　論

　私は、Trillium pendulumが非常に有効であった恥骨結合離開のケースをほかにも持つが、この2つのケースのみがその根本体質を示し、それに応えて作用した。臨床的に、Trillium pendulumは恥骨の痛みと恥骨の不安定さにおいて妊娠中のArnicaといえるかもしれない。これらのケースでこのレメディーが作用しないことはまれであり、それは私にとって、これらの骨盤の疾患は、多くの場合むしろトラウマとして考えるべきであり、ゆえに根本層であることを示している。私のアプローチは、まず、明確な根本レメディー像があるかをみて、骨盤の疾患に根本レメディーが十分作用しない場合は、特定のレメディ

ーを考慮する。私の経験では、Trillium pendulumは、恥骨結合離開に対し最も支持される特効的なレメディーであり、私と体験を分かち合っている同僚も、同様の結果を報告している。骨盤のトラウマ的出来事は、その周囲の手術も含む。骨盤の痛みと手術後の弛緩感を持つ根本体質がTarentulaの人にこのレメディーを使用し、よい結果を得ている。

鑑別診断

骨盤の不調に関しては、以下のレメディーも考慮されうる：

Calcarea phosphorica
- 破壊されるような仙腸関節の痛み（Boericke）
- 恥骨周辺の痛み（Kentのレパートリー）
- 月経中の恥骨の圧迫感（Knerr）
- 恥骨のけられるような振動（Hering）

Murex
- 歩行困難、妊娠中はすべての関節が衰弱。骨盤が弛緩するよう（Phatak）。

Murexは弛緩の感覚が顕著でTrillium pendulumが有効でないか、弛緩感に圧迫される感覚を伴う場合の代替レメディー。

Sabina
- 仙骨から恥骨に、下から上へ、腟を射抜くような痛み
- 背中から恥骨、または逆の痛み
- 仙骨の、破壊するようで骨が分離するような痛み（Boericke）

Aesculus hippocastanum
- 恥骨結合背部の継続する脈打つ痛み……仙骨周辺の腰部の不自由さ……まるで脚が疲れ切ったような（MMと一致、Vermeulen）

Bellis perennis
- 妊娠中の歩行不可（MMと一致、Vermeulen）

根本的なケースでは、「包帯による締めつけで好転」の特徴は広義にも解釈されうる。骨盤を包帯で締めつけるだけでなく、精神のコントロールによる感情の締めつけである。

骨盤の痛みと不安定感とは別に、Trillium pendulumは出血に重要で、特に出産後(ケース参照)と流産後の子宮出血で失神を生じる場合のレメディーである。

このレメディーは見出し、「胎盤、停留」につけ加えるべきであろう。

精神像

非常に慎重に（2つのケースで一般的な結論を導くのは根拠が不確かである）、Trillium pendulumの女性の特徴を下記のように推定する。

● コントロールされている（レメディーは以下に追加されうる。精神；感情；知性優位）、冷静（この点で興味深い見出しは、精神；静か；気質；流産；切迫）、思慮深い、規律正しい、礼儀正しい、良心的、責任感があり知的な人々。
● 野心的で、依存や束縛を嫌う。
● 突っ走る傾向、健康を顧みない。健康状態が悪いため、遅らせることや中止することを嫌う。自分自身を身体や感情から分離させることさえも可能（精神；混乱；自己のアイデンティティ；二元性の感覚）。
● 幼年時代を好まず、十全な精神能力を得たいため、できるだけ早く大人になりたい。
● 彼女たちにとって、母性と仕事を結びつけることは非常に重要である。よい母親であることを心から望むが、同時に子供には、彼女たちが目的を追求することを、仕事を持つことを邪魔させない。
● 知性重視の傾向が強くある。知性で感情をコントロールするので、感情が彼らを進路から逸脱させたり、落ち着きを失わせたりすることもない。
● 口論が嫌いで感情に流されるのを許さない。このため彼女たちは、他人が対立を解決するのを手助けすることに向いている。対立は理性的に、感情を離れて解決されなければならない。
● 女性が頭脳と知性を非常に重視する場合には、妊娠と出産は大きな挑戦になるかもしれない。彼女たちは自分のエネルギーを身体の下半身に下げなければならない。出産は動物的なことであり、彼女らの知的な本質に対立する。
● 女神アテネは彼女らの守護神で、フクロウがシンボルである。

出産の本格的な分析は、母子の根本レメディーを見つけるのに役に立つことが明らかである。以下に、出産の各段階をマヤズムとの関連においてみてみよう。最初に、出産開始前の子宮内部に戻ることから始める。

6 出産
——マヤズムに従ったガイド付きツアー

　出産の体験と、Grofが描写した出産体験の各段階をもっと詳細に調べると、BPMとマヤズムの間に大きな共通点があることがわかり、私は驚いた。

　出産過程の明かりの中で、各マヤズムについて述べた後に、マヤズムに関係するいくつかのレメディーを紹介する。少なくとも、一般に各マヤズムの特徴を表すものとされているレメディーは含めた。なぜならば、それらの症例像は、過度な理論づけを行うことなしに、説得力をもって私が提示するモデルに合致しているからである。ゆえに私は、各レメディーについて限られた数の症状をレパートリーから選択し、その後でレメディーの総論を述べたい。症状の選択は私の主観によるものであるが、症状それ自体は客観的なものであり、あなたは好きなように解釈してかまわない。総論での私の目的は、各レメディーの一般的に受け入れられている概念が、それぞれのレメディーが属する出産過程の特定の段階の象徴的な言語にどれほど強く合致するかを示すことである。

　本書で各レメディーの完全なマテリア・メディカを示すつもりはないが、出産を比喩として用いることにより、多くのレメディーの核あるいは本質が容易に理解できるように思われる。

マヤズムと出産

マヤズム以前	BPM I	出産前の結合	最初期の結合 心地よい子宮
疥癬	BPM IIa	収縮の開始 化学的変化	分離の開始
淋病	BPM IIb	閉鎖した子宮における収縮	対立
梅毒	BPM III	産道を推進	協力
急性	BPM IV	共生状態の終了	分離と再結合 申し分のない乳房

6.1　マヤズム以前の状態

BPM I：母親との最初期の結合
（出産開始以前の子宮内体験）

Grof：「"大洋"型エクスタシー；宇宙的一体感の体験；パラダイスのビジョン……」

概　念
- パラダイス
- 母親との一体感
- 宇宙との一体感
- 「心地よい子宮」
- 大洋型エクスタシー
- 時空の超越

　出産開始以前の子宮の体験を表現するのにぴったりの言葉はパラダイスである。妊娠中の9か月間は、母親や子供に大きなストレスがないかぎり、温かさ、無条件のケア、母親だけでなく全宇宙との一体感を体験する。満たされるべき欲求も必要性もない。それは母なる自然が豊富に与える体験である。もし「心地よい子宮」であれば、この出産前の段階は、Grofによれば後の人生における病気の大きな原因になるとは思えない。

　妊婦の体験にみられるように、妊娠中の女性はいつになく体調がよいと考えられる。彼女らは、ただただエネルギー、生命力、愛に満たされている。

　このことから、出産前の段階が「心地よい子宮」である場合、それは新しい人格の根本となる状態の創造や表現に影響しないと結論づけてよいとは思わない。出産前心理の研究では、妊娠期間は全期間を通して非常に重要であることが明白である。

　私たちのホメオパシーの経験でも、妊娠中の徴候と症状は貴重な情報になりうる。

　Causticumのケース（ケース6）が示すように、妊娠中の母親の嫌悪と欲求はすでに新生児の根本レメディーを非常によく指摘するが、好き嫌いそれ自体

に病的なものは何もない。なぜなら、特定の根本体質を持つことに病的なものは何もないからである。Sulphurで「あること」は必ずしもSulphurが必要であることを意味しない。特定のレメディー像に合致するという事実は、必ずしも病気を意味するとはかぎらず、単にそれは、人生の目的を果たすために個々人に備わっているさまざまな質の表現であるにすぎない。根本体質のアンバランスのみがレメディーを必要とする。

子宮内生命に妨害がある場合は──たとえば中絶の試み、胎児の危機、疾患、感情の起伏──Grofは書いている：「宇宙に飲み込まれる、偏執観念；不快な身体感覚……」。

妨害を受けた子宮内生命に関連した精神病理学的症候群は（Grof）：「統合失調症（偏執症様症候、神秘的一体感、形而上の悪の力との遭遇、カルマ的体験）；心気症（奇妙で奇怪な身体感覚に基づく）；ヒステリー性幻覚と、白昼夢と現実の混同」。

子宮内の生命の妨害においては、もはやパラダイスともマヤズム以前の段階ともいえない。症状により、どのレメディーか、どのマヤズムが活動しているかを見つけだす。

ケース15

喘息と恥骨結合離開があり、とても野心的な30歳の女性。常に能力を超えたことをしようとする傾向がある。この根元は、両親が妊娠により意志に沿わない結婚をした事実に関連している。それが恥辱とみなされたこととは別に、両親は決して幸せではなかった。彼女が子供のころ両親は、自分たちの不幸と間違った結婚は、彼女のせいであるとさえ言った（DD：Magnesia bromate）。両親を失わないための彼女の手段は、できるだけ上手に演技することであった。両親の幸福に責任を感じながら育ち、彼らやほかの人々の必要性に非常に気を使うようになり、それに対して過敏になった。

- 慈悲心
- 気がかり、心配；ひそかにいっぱいになって

- 愛情深い
- 行動が速い
- 軽蔑されることによる疾患

　Coffeaを示す多くの強い症状があるので、レメディーを見つけるのは困難ではなかった。淋病レメディーとしてのCoffeaの詳細については、本書の後半で述べる。

ケース16

　非常に怖い超常体験を持つ27歳の女性。彼女は、魔女として焼かれた過去生や、溺死した過去生、あるいはまた完全に発狂して鎖でつながれた過去生を再体験すると言う。邪悪な力と幽霊を非常に恐れる。鏡を見ると自分の顔が過去の顔に変わるのを見て、恐怖を感じる。

　赤ん坊のころ、体外離脱し、黒い幽霊が彼女を宙に放って怖がらせたのを彼女は思い出す。再び窓が開き、黒い存在が入ってきて、窓が再び閉じるのだった。現在でも彼女の意志に反し体外離脱しやすく、黒い霊が危害を加えようとするので恐怖である。こうしたことが起きないようにと、彼女は腹部に十字架の印を描く。恐怖映画に恐れおののき、死を恐れ、死という言葉さえ恐れる。UFOに連れ去られる恐怖もある。

　何年間もMancinellaに反応したが、その後改善しなくなった。母親は彼女の妊娠と出産について一切語りたがらなかったが、後に、彼女の義父が以下の情報を与え、Lyssinumを次のレメディーとして確定するのに役立った。

　母親が妊娠したときは結婚していなかった。父親は子供がほしくなくて、3か月目の終わりに腹部を含めて母親をたたきのめし、流産させようとした。妊娠中のこの種の虐待はLyssinumに強くみられる。それは依存する人により苦しめられるという状況や、胎児を殺そうとする両親の衝動である（Rob Petersは同様のケースを発表した）。

- 痛めつけられる妄想
- 殺人の欲求
- 子供を火に投げ入れ殺す衝動
- 子供を窓から放り出し殺す衝動

●他人を攻撃したい欲求

　彼女は本当の父親を知らないが、母親が彼女をほしがっていなかったのは常に感じていた。妊娠について考えるとき、ただ広大な暗闇を見た。義父は出産の詳細については語れなかったが、非常に難産で、出産後はいつも彼女は泣いていたと言った。
　患者自身は、黒人の赤ん坊が多量の血液とともに彼女の体内から出てくるイメージを持っている。ほかにLyssinumを確証するのは、ナイフで人を刺すように告げる声を聞くことである。

　疥癬と、特に淋病のケースでは、出生前のパラダイスに対する強いあこがれをみる（次章参照）。疥癬のケースでは、これは郷愁のにおいがし、ときとしてロマンチックな観念に近いものになる。淋病のケースにおいては、すべてが順調であったころへ、パラダイスへ戻りたいという強い欲望を表現するためには、あこがれという言葉では不十分である。麻薬は再体験を可能にする。以下のレメディーは、出産前の最初期の結合の再体験を与えるので示したが、これらのレメディーのいくつかは、個人に変容をもたらすための霊的な伝統において用いられる。

　ホメオパシーでは、私たちはこれらのレメディーを、人々を大地に、今ここに、現実に引き戻すために使用する。それらを、個人が肉体と一体になっていないケース（特にHydrogenium、Helium）か、人生の苦しみから逃げ出すために体外離脱するケースに使用できる（特に淋病のケース）。これらレメディーのその他の適応としては、決して真に身体には戻らなかった臨死体験（NDE）のケースがある。

ケース17
　87歳の女性。心臓発作に続いて無気肺が生じ、冷たく、青ざめ、意識不明であった。体外離脱の前に、新鮮な空気を得るために看護婦にドアを開けるように頼んだ。彼女の肉体生命はCarbo vegetabilisで引き戻された。しかしその後に、ほかのレメディーが必要であった。彼女は、あたかも足が床に触れていず、自分がそこにいないかのように、みんなが遠くに感じられると訴え続けた。

Cannabis indicaがただちにこれらの症状を消失させ、魂を身体に戻した。

- 距離が誇張される
- 空中に浮かんでいる妄想
- 心身が分離した妄想

　われわれが治療するほかの状態と同様に、診断それ自体——このケースではNDE後——が自動的にレメディーを示唆するわけではない。NDEの後で、喪失感があり、超自然的世界に戻ることのみを切望し、日常生活が苦痛である場合、疥癬レメディーを考慮しなくてはならない。NDE以来、あたかも2つの世界に住むように感じる場合や、NDE中の愛と美の体験が、自分の内部の全暗闇に気づかせ痛みを感じさせる場合には、淋病レメディーを考慮する必要がある。暴力によるNDEであったり、NDE以来、強烈な自殺の衝動に苦しんでいる場合には、梅毒レメディーを考慮する。

ケース18
　肺疾患のための多くの薬剤投与による不眠と胃の疾患に苦しむ66歳の女性。30年前に、ウイルス感染による気管支炎のため肺手術を2回受けた。手術後に感染することが多く、あるとき深刻な酸素不足になり、脳波で脳の損傷が発見された。
　それ以来不眠になり、後にてんかんになった。これらの身体的苦痛に加え、重大な精神的症状も呈するようになった。症状は多岐にわたった。一方ではきわめて抑うつ的で自殺願望があり、他方では恍惚的な体験を何度か経験した。自然と一つであり完全に自然に受け入れられているという宇宙との一体感を体験した。色と音の強烈な体験をし、非常に美しかった。ときどきすばらしい音楽が聞こえた。ささいなことでも大きな幸福感を感じた。
　彼女はCannabis indicaによく反応した（DD：Anhalonium）。

- 美しくすばらしい妄想
- 甘美で荘厳なメロディーの音楽が聞こえる妄想
- 楽しい妄想

多くの点でNDEは誕生の体験に類似する。多数の人々が経験するトンネルは産道を連想させ、トンネルの最後の光、愛、温かさは、Grofによって BPM、に描写された誕生直後の「申し分のない乳房」の体験に似ている。

疥癬のケースの「気晴らしのための麻薬」の使用（"マザーチンキ"のままで使用）は、通常郷愁の性格が強い。これらのレメディーのどれかが必要な疥癬のケースでは、人々は決して真剣で成熟した人生を送ろうとはせず、フワフワし、自分の人生に責任を持つことを避ける。深刻な苦悩の経歴がある場合は、通常疥癬マヤズムを超えていることを意味する。淋病のケースで麻薬を使用することは、身体から逃れ人生の痛みを軽減することを意味する。

梅毒のケースでは麻薬は自滅するために使用されるので、より暴力的な使われ方がされ、強力な作用の麻薬が使用される傾向が強くみられる。梅毒のケースは子宮には戻りたがらず、死－再生の体験をしたがり、産道での戦いを終了させる強烈な手段を探す（梅毒マヤズムに関する章参照）。ゆえに、この章で示したレメディーは、梅毒ケース向けではない。

マヤズム以前	
基本的周産期	BPM I
母/子の関係	最初期の結合 心地よい子宮
出産過程における段階	出産前の結合
神話的表現	パラダイス
病的な感覚	アイデンティティがない 無限
予想	無かつすべて

6.1.0　マヤズム以前のレメディー

　ここで述べるレメディーは、肉体化する以前の状態に適合するレメディーである。肉体化以前のレメディーとか、人間として存在する以前のレメディーと呼ぶことができる。ある意味では、どのような物質であっても完璧に物質以前の状態を表すことは不可能に思われる。患者には同じ状態のみが真実であるから——肉体を持ったままで完全に物質以前の状態になりきることは不可能である——これらのレメディーは、ただ単に適合するだけである。これらの人々はうわついている。まだ完全に地に足が着いていない。

　このグループに属するレメディーは、さらに2種類のグループに分類できる。

　最初のグループは宇宙の最も軽い元素であり、周期表ではHydrogenとHeliumである。宇宙の顕現において、これら2つの元素は最初に物質化された。出産以前の段階では、受精のまさにその瞬間に、実在が肉体となって顕現する過程が開始される。Jeremy sherrによるHydrogeniumのプルービングには、Grofによる出産前の段階の描写に合致する多くの症状がみられるが、これは驚くべきことではない。

　二番目のグループは幻覚を起こさせる。

6.1.1　Hydrogenium：宇宙の子宮

- 慈悲心
- 美しく見える妄想
- 神とともに存在する妄想
- 天国にいる妄想
- 母親が世界中を飛び回っている夢
- 人類へのあふれる愛
- 高次の意識との合一

Hydrogenium：宇宙との一体感。水素は最も軽いガスであり、最初に存在した物質であり、絶対の、肉体への最初の具現化である。ホメオパシーではこれを、心理学的にいえば宇宙の子宮の安全性から離れたことのない人々の

治療に使用する。彼らは真に肉体化していなくて、実体が欠落し、ボーッとしている。

絶対がそれ自身を具現化しはじめたときに形成された最初の元素が水素であったので、分離し絶縁された感覚も持つ。一つが二つになった（プルーバーの言：「天国に入る代償は地獄への旅ではないだろうか」）。このレメディーは、宇宙意識や悟りの感覚を持ち、あるがままの世界で生活することが困難であると感じたり、あるいはまた現実の世界に参入することが怖くて宇宙との一体感に逃げ込む人々に役に立つ。この全創造物と一体であるという自覚は望ましい状態であり、全く病的ではない。しかし、自分の自我を宇宙と一体化する前に、まず最初に自我を創造しなければならない。いったん去らなければ父親のところに戻ることはできない。人の旅はこの世に入っていくことから始まり、そして自己に目覚め、この世で自分が誰であるかを示した後に、源との再結合が起こる。

6.1.2　Helium：自閉的な人々

Heliumのようなレメディーの像を述べることは非常に思弁的であり、思索を信頼に足るマテリア・メディカを構築する基礎とすることはきわめて危険であることを私は十分承知している。しかし、ほかの仮説同様に、それを明瞭に述べることは答えを見つける第一歩である。知るかぎりのレメディーが合致しないと感じるケースがあり、そういうときには、Heliumのように依然としてレメディー像のかなりあいまいなレメディーを処方することが許される。コロンブスが描いたアメリカの地図はたぶん最悪であっただろうが、現在となっては、それを手にして誰が彼に反対するであろう？　優れたプルービングと信頼できるケースが、より明確な像を創造しなければならないであろう。

ジャン・ショートンは、今日のホメオパシーの指導的探求者の一人である。私の経験から、彼が描いた多くの新しいレメディーマップは驚くほど正確であったといえる。彼の著書『Homoeopathy and the elements』が出版されるまでは、Heliumについて書かれたホメオパシー関連の文献はなかった。

彼独自の分析方法によって、Heliumについて彼が予言したレメディー像は、自閉症のそれであった。ショートンは述べている。「彼らはこの世に参入した

いとは思っていない。彼らは自らの存在を味わうために、自分自身の中にとどまることを好む。人生の価値と意味を見つけることには興味はない。それらのことに心がひかれることはなく、ただ生きるだけである。肉体化の過程を経て、ここに存在することを受け入れ、その事実に疑いは持たない。しかし、なぜ、何のために存在するかなどという問題には関係したくない……。彼らは単に反応しないのである。自分自身の内部に閉じこもり、近づきがたく距離を置いている」。

　出産前とマヤズム以前のレメディーとして、出産との関連においてHeliumをみると、なぜこのレメディーが自閉症のケースに合致するかが非常に明確になる。自閉症では、環境との関係が確立されていない。出産前の状態では、内側と外側、自分と他人という二元性は存在せず、したがって関係が存在しない。存在するものは、すべてただ存在するだけである。そしてもし環境が関係してくると、完全に自閉症のケースになる。これはイディオ・サヴァンのケースに強烈にみられる（たとえば『レインマン』や『ビーイング・ゼア』などの映画）。これらの人々は、たとえば、一目見ただけでウエストミンスター寺院を詳細に描くことができたり、数年にわたる毎日の天気予報を思い出すことができる。しかし、それについて説明はできない。彼らには何かがそなわっているか、あるいは何かが欠けているのである。

　Heliumは2個の水素原子が結合して作られる。Heliumは、自分自身の内部で一つになることにより、Hydrogeniumの孤立感を溶解するともいえる。それはちょうど、生まれて以来社会との接触を一切断ち、一生涯二人だけで生活する双子のようである。
　それは、2手で引き分けになってしまうチェスの試合に似ている。試合は決して展開することはなく、生との相互作用もないので、内面の感情と感覚を知ることはない。見方によっては、Heliumは生きていないともいえる。善悪の知恵の木から食すことは、人生のチェスボードの上に駒を置くことである。あたかもHeliumは、禁断の木の実をかじらなかったかのようである。それは世界に存在することなく、パラダイスの外にいる。
　自閉症のケース以外に、Heliumは帝王切開で生まれた患者にも考えられる。胎児が非常に健康であり、陣痛が開始する前に帝王切開が決定されたケースである。そのようなケースでは、胎児は生まれる痛みや生命の危険を感

じることなく子宮から取り出される。これらの人々は、必要なすべてのものが自動的に与えられることを期待するので、困難な人生を送るといわれている。彼らはあたかも、手を伸ばすだけで落下するココナッツが手に入る南洋の島で生活しているようにふるまう。誕生の過程での命の戦いに成功した体験がないので、自分のエネルギーを何かに費やすことは困難に感じる。

6.1.3 Cannabis indica：私は不在である

- 美しい妄想
- 身体が大地に覆われる妄想
- 空中に浮かんでいる妄想
- 自分が実体のない光である妄想
- 無限の知識を所持する妄想
- 天国にいる妄想
- 天使を見る妄想
- 自分が不滅である妄想
- 時間の誇張
- 精神異常への恐怖

Cannabis indica：私の臨床では、ハシシの使用が原因であるCannabis indicaのケースは見たことがなく、オランダでは臨床できない！　私が見たのは、悲惨な経歴により、本質的に淋病症状である体外離脱によってのみ生きることが可能であった人々のケースである（6.4参照）。彼らが語る状態は、マヤズム以前の状態についてなにがしかを伝えている。しかし頻繁にこのレメディーの服用が必要となるのは、淋病のケースである。Cannabis indicaのようなレメディーでは、時空の認識が変化する。時空の意識は身体存在と、物質と密接に結び付いている。きちんと肉体化していない、身体的にきちんと中心の定まっていない人々は、容易に体外離脱し時空の制約を失う。

　世界の神秘家が悟りに達すべく奮闘する状態は、ある意味では好ましい状態である。ただ、確立した自我と人格なくしてなされると問題が生じる。完全に成長した人格のみが、生命の霊的レベルからインスピレーションを受け取ることができる。それなくしてCannabisのような状態になることは、綱

をつけないで凧を揚げるようなものである。その旅において魂をつなぎとめておく重力が人格の中心にない。自身の中にそうした中心を持たずにこのような世界に入り込むことは、非常に危険である。Cannabis indicaに関しては、精神異常に対する、理性を失うことに対する強い恐怖において、このことが表現されているのをみる。

6.1.4　Anhalonium：明かりは点灯している、誰も家にいない
- あたかも音楽に運ばれるよう
- 体外離脱の妄想
- 身体が非物質的な妄想
- 飛んでいるような妄想
- 不滅の妄想
- 時空が分解する妄想
- 時間の観念がない
- 自己と環境の融合
- ときどき間違える、現在を永遠と融合させる

Anhalonium：再び、すばらしい体験。実際は妄想という言葉はふさわしくない。人々の経験は現実なのである（「時空とは私たちの思考を成立させている概念であり、私たちの住む現状ではない」〈アルバート・アインシュタイン〉）。

　病的状態とは、混乱状態があり、体験されることと現在とが混乱し、その状態が人生を豊かにするためではなく、人生から逃避するために始まった場合のことである。

- 現実からの飛躍
- 洞察力の増大を伴う意志の喪失

　意志は自我の最初の属性である。確立された自我がないと、増大した洞察力は意味を持たず、個人の人生の創造には役に立たない。

- 世界と分離した妄想

●統合失調症

　AnhaloniumはCannabis indicaよりこうした状態に悩まされることは少なく、精神異常に対する真の恐怖はみられない。進化の最初期の結合段階に合致するその他のレメディーは、Psilocybe caerulescens、LSDである。

6.2 疥癬マヤズム──「パラダイスからの追放」

BPM II 局面1：「出産の開始」
（閉鎖した子宮系における変化）

　いったん陣痛が始まると、胎児の体験に多くの変化が生じる。母親と対立するこの局面において（Grof）、私たちは2種の大きな段階を見いだす。一つはパラダイスからの追放であり、もう一つは、パラダイスとは反対の状態である地獄への転落である。私が示すように、これらの両方の状態は、疥癬と淋病という2種のマヤズムを思い起こさせる、きわめて著しい特徴を示す。

疥癬の概念
- 不安と不確実性
- もろさの自覚
- 郷愁
- 罪悪感
- 黄泉の国への旅の準備
- 個性化の過程における最初の一歩
- ペルソナ
- 失敗と成功
- 王子から乞食まで
- 羞恥

　この体験は「パラダイスの喪失」と呼ぶことができる。心地よい子宮は不快な状態に転換する。どこから生じるかわからない危険の感覚がある。この段階を再体験した人から、罪悪感が報告される。パラダイスから追放されるとは、かなりの罪人にちがいない。あなたは自分を十分完全ではないと推測する。
　この段階では、最初期の疥癬と呼ぶものに属するものとしてMasiが描写する3つの基本的テーマを容易にあてはめることができる。

1. 不安、不確実性、自分自身のもろさへの気づき

2．物事がうまくいっていた過去への郷愁、友情と愛の欠如
3．罪悪感、現在の状況に対する責任感

　郷愁は、出産前の存在の全一性と美を再体験する手段を探し求めることによって、人生において表現されうる。麻薬やアルコールでこの状態を回復しようとする人もある。結果はせいぜいパラダイスの瞬間的な体験にすぎない。後戻りは不可能だからである。出発を遅らせることはできるが、黄泉の国に旅立つことを逃れることはできない。この旅は個性化の過程を象徴する。成功と失敗の循環があり、よき人生への希望もあるが、遭遇する危険に対する恐怖のほうが大きい。パラダイスで経験した威厳と王者らしさはほとんど残されていない。
　王子として生まれることと王になることは別なのである。

　疥癬状態において認められるものとしての逃避は、子宮に戻ることである。その記憶は、過去は、時間の開始以前は、すべてが良好であったというものである。疥癬の人々が、自殺が問題の解決だと感じる場合、彼らはそうした一体感を取り戻そうとする。ゆえに彼らは、母なる大海と再び結合できる手段を、穏やかにゆっくりと彼らをこの大地から引き離す手段を用いる。彼らは、精神安定剤、睡眠薬、アルコール、麻薬等、緩慢に彼らの存在と気づきを麻痺させるものを何でも使用する。温かい風呂につかり手首を切り、次第に意識を失い湯の中に沈んでいくかもしれない。溺死を体験した人も同様の話をする。温かくなり、完全な平穏と平和を感じる。人生を終わらせることを選択しなければ、前進してこの世界と遭遇するしかないのである。

　疥癬の段階は宮殿（パラダイス）のすべての快適さを失った王子の状態であり、彼は一人で世界に出て、自分自身の人生と必要性に対する責任のとり方を学ぶ。疥癬の問題は、どのように人生に立ち向かうかを学ぶことである。どのように歩き、話し、身体のケアをし、安全な場所と食物を得るか、またどのように、ともに成長する家族の中や自分の暮らす社会での居場所を見つけるか、等である。こうした点で、悪戦苦闘という言葉は疥癬の特徴をうまく表している（Rajan Sankaran）。

羞恥の要素は、主な疥癬レメディーに容易にみることができる。アダムとイブが善悪の知恵の木から食した後に、最初に感じたのは羞恥であった。以前は無邪気だったが、今や判断をするようになった。

　疥癬の出産では、出産と陣痛の開始の段階が母親の体験の中で最も顕著である。たとえば、生じたり止んだりを繰り返して、なかなか開始しない陣痛や、いったん開始したときの母親の非常に強い感情的反応。

	疥癬
基本的周産期	BPM IIa
母/子の関係	分離の開始
出産過程における段階	収縮の開始 化学的変化
神話的表現	パラダイスからの追放 堕天使 ルシファー
病的な感覚	羞恥 守られていない不安感
予想	郷愁

6.2.0　疥癬レメディー
パラダイスからの追放に合致するレメディーは：

6.2.1　Sulphur：乞食王子
パラダイスから追放されたルシファー
- 当惑による疾患
- 軽蔑される妄想
- 欠乏する妄想
- 失敗者である妄想
- 成功できない妄想
- 栄光の日々を罪により失った妄想
- 不潔さと嫌悪の対立
- ばかげた態度；幸福と自尊心
- 愚かさ；古い敷物は絹のようにすばらしい

Sulphur：イメージとしては乞食のように見える人で、高貴な身分を思い出し、王国を取り戻そうと葛藤している人。自分が王であることを知っていて、彼の痛みは他人がそれに気づかないことである。ゆえに彼は自己証明を、自らのうちに感じている高貴な身分を外部世界に向かって表現することを強いられる。かつて彼は生まれながらの王であり、今再び王になれるが、それは、その仕事に長けていることを証明した場合のみである。Sulphurは、王子として生まれることと王になることとは別である事実に気づかなければならない。そう、確かに素質はある。しかし、それは開発されなければならない。

疥癬が、パラダイスから追放される体験と非常に似ていることは驚くべきことであり、疥癬の中心的レメディーであるSulphurは、アダムとイブにリンゴを食べるようそそのかした堕天使ルシファーの象徴である。Sulphurは好奇心が強くて知りたがり、知恵の木から食す誘惑に勝てなかった。この点で私たちは、Granatum、ザクロ——まさにアダムがかじったとされる、そのリンゴである——のレメディーを連想する。

- 好奇心、探求的
- リンゴを欲求

　Granatumもペルセポネの物語に関連している。ハデスはペルセポネを捕らえ、黄泉の世界に連れ去り妻とした。彼女の母、デメテルは悲嘆に暮れ、大地の農作物は不作となった。人間が飢餓で苦しんでいたので、ゼウスは弟のハデスに、ペルセポネを母のところに戻すように命令した。彼女を逃す前に、ハデスはペルセポネに、結婚する気にさせる魔法の物質を含むザクロをかじらせた。この影響で、ペルセポネは毎冬ハデスのところに戻り、愛をともにした。
　Sulphurの次の段階は、知恵とともに行動を開始し何かをなすことである。世界と自分自身を探求し、彼自身の真の姿を明らかにすることである。

6.2.2　Lycopodium：傲慢な王子

- 口汚い
- ほら吹き、金持ちとみなされたい
- 独裁的；権力への愛
- 品性の欠如
- 自信の欠如
- 責任に対する嫌悪
- 失敗への恐怖
- 目標を達成できないことへの恐怖

Lycopodium：Sulphurのように、王と乞食の二分裂がある。ただLycopodiumは、内部でも乞食のように感じているだけである。同じように王国を取り戻す目標を持ち、他人を支配する権力への切望があるが、自分の天命に到達しうるかどうかについては、Sulphurより確信がない。ゆえに、失敗を恐れ、責任を避ける。内面に乞食を隠そうとし、あたかも支配者の自然な自信があるように行動し、他人を間違った方向に導こうとする。内部の高貴な部分に気づくことなしに行動する。

6.2.3　Calcarea carbonica：保護されていない王女

- ひどい話を聞いた後の苦悩
- すべてを恐れる子供
- 殺人、火事、ならず者の話だけする
- 他人が彼女の混乱に気づく妄想
- 嘲笑されることへの恐怖
- 骨粗鬆症への恐怖
- 超自然的な事柄や霊的な事柄に対する探求心

Calcarea carbonica：Lycopodium同様に、内側では弱さに気づいていて、傷つきやすさを恥じている。このレメディーの描写における、男性性から女性性への変換は、ただ単に、傷つきやすさが、王子よりむしろ王女のイメージに関連しているからである。自分自身を守るために安全な場所を、保護を探し求める。周りの世界を観察し、体験するすべてのことを分類する。知識は安全を保障してくれるものであり、暗闇の中の光となるので質問をする。人生上の戦いを他人のように速く通り抜けないかもしれないが、非常に決然としている。しっかり準備が整うまで出発しないたぐいの旅行者である。

　Sulphurは十分な準備がなくても大丈夫と考え出発する。正直なところ、通常彼は大丈夫なのであるが、もう少しの献身と注意力があれば、結果がいっそうよくなることは確かである。Calcarea carbonicaは準備に時間をかけるが、いったん行動を開始すると簡単に止まることはない。結局のところ、賢く生まれることはそれほど簡単ではなく、忍耐力、粘り強さ、しっかりした準備が必要である。

6.2.4　Silica：エーテルの王女

　典型的な透明なSilicaの子供は、Sulamith Wulfingのある絵画の中のエーテルの王女のように見える。はにかみ屋の王女で、片脚はまだパラダイスにあり、片脚は大地にある。

- すべてに不満足

　彼女は自分の王国が遠ざけられ、黄金のボールが井戸の底にあることに憤

慨している。Silicaの、パラダイスの喪失による不満は、Calcarea phosphoricaと同様であるが、彼女の洗練された貴族の身分と、不平を口で訴えることにより生じる結果に対する恐怖は、彼女に不満を表現させなくしている。

- 自分勝手、うぬぼれ
- 農業に不向き
- 家事に不向きな女性
- 義務感の欠如
- 財政的なことにうとい
- 瑣事にこだわる
- すべてに失敗する妄想
- 意気地ない

疥癬の、世界に出ていくことに挑戦したり、自分のケアをするといったことが彼女は得意でないことは明白である。彼女はパラダイスで甘やかされすぎ、高貴すぎ、虚弱すぎるが、同時に臆病で、これらの世事に必要な強さに欠ける。

ケース19
12年間Silicaで具合のよかった14歳の少女。彼女が生まれたとき、陣痛は非常にゆっくり始まった。開始と停止を何回も繰り返した。これは「はにかみ屋の赤ん坊」と言い換えられた、「はにかみ屋の便」というキーノートを思い出させた。

- 新しい仕事を引き受けることへの恐怖
- 人の前でおどおどする
- 優柔不断、変化しやすい

次のケースは双子の出産のケースで、母親は二人の少年の根本レメディーであるSilicaの症状を呈した。

ケース20

私が体液を失いはじめたのは36週であった。妊娠期間は40週であると考えていたので、最初の段階では陣痛が開始したことにも気づかなかった。夫は、スーツケースに必要品を詰めて病院に行くように私を説得しなければならなかった。私は、その時点でも、診察が終わったら家に戻ってくるつもりだった。そして、陣痛が始まったとき、どのように呼吸するかなど、何もわからなかった。出産のすべてについて読んでいたが、何もわからなかった。想像とは全然違っていた。たぶん細かすぎる想像をしていたのであろう。非常に不安であった。これでいいの？ 最初に子供を押し出すような感覚が始まったとき、どうしよう、どうしたらいいの？と思った。押し出すの、それとも我慢するの？

- 頑固、自分はどこも悪くないと断言する
- すべてを翌日に延期する
- 偏執狂
- 絶え間ない思考
- 児童の、授業に対する不安
- すべて失敗する妄想
- 自信の欠如
- 几帳面

6.2.5 Psorinum：絶望した乞食

神よ、神よ、なぜ私を見捨てたのか？

もし、出産の体験がマヤズムに従ったガイド付きツアーだという私の仮説が正しければ、私たちは、出産体験の各段階の分析において、しかるべきマヤズムの重要レメディーとそのノゾースの両方が、その段階に合致する明らかな症状を持っていることを確かめなければならない。私の結論では、大いにそうである。注目に値するのは、各マヤズムにおけるノゾースが、関連する出産局面の最終段階に合致し、来るべき次の局面の予知をすでに示していることである。

- 病気にかかる前日は、異常に気分がよい
- 栄光の日々を罪により失った妄想
- 見捨てられた感覚
- 貧しいという妄想
- 不潔
- 皮膚のかゆみによる絶望感
- 病気回復に絶望

Psorinum：すべてを奪われ衰弱し、生き生きとした反応を欠き、落ち込み絶望している不潔な乞食。パラダイスではすべてがとても良好だった（病気にかかる前日は異常に気分がよい）。しかしパラダイスから追放され、見捨てられたように感じる。なぜ？「神よ、神よ、なぜ私を見捨てたのか？」。パラダイスは永久に失われ、取り戻すことはできない。トンネル（産道）の終点の光はむろんのこと、トラブルから彼を連れ出してくれるトンネルにも気づかない（回復に対する絶望感）。彼にわかっているのは、もはや戻る手段はなく、黄泉の国に入っていくしかないということだけである。

ノゾース

　疾患組織や排出物から作られたホメオパシーレメディーであるノゾースは、特別なグループのレメディーである。数多くの異なる分野のレメディーがあり、そのうえに、このノゾースグループがある。ノゾースを患者に説明するのは困難であり、彼らにはそれほど支持もされない。それらはマヤズムと関連し、Grofの資料と私たちのマテリア・メディカを比較すると、ノゾースはマヤズム絶頂期を表しているように見受けられるという事実は、この関連をいっそう強化する。ノゾースは、治療のある時点で、治療を異なるレベルに移行させるために必要であると言う何人かの熟練したホメオパスの体験は、このことと一致する。ゆえに、患者を治療する点においても、ノゾースは特定のグループを形成する。

　ノゾース以外はすべて鉱物、植物、動物の各分野に属する。一般的に、それらは健全な材料から作られる。ゆえに私たちは、健全な物質のホメオパシー的な効力を、個人の健康状態を改善するために与えるといえる。しかし、すばらしい働きをする美しいレメディーを見つけたときでも、多くの場合マ

ヤズム層は排除されず、患者は疾患を再発させる。私にとって、それはあたかも、患者の健全な部分と類似したものを与えるだけでなく（症状は健康のしるしであり、活動の原動力のしるしである）、患者の不健全な部分であるマヤズムに類似したものを与えた後にのみ完全に事態を解決することができるということのように思われる。このために、不健全な材料から作られたレメディーであるノゾースが必要なのである。

　それはあたかも、ノゾースの後でのみ真に魔法が解けるかのようである。ノゾースを根本レメディーとみると、それらを必要としている患者は、どういうわけかとりつかれているようだという考えが、私の心に浮かんだ。マヤズムは、いわば個人を乗っ取ってしまったのである。患者は、かゆみ、性的欲望、落ち着きのなさ、不安や怒り、その他マヤズムに顕著なあらゆる症状に対する統制を失ってしまっている。

6.3 疥癬から淋病への移行

6.3.1 Tuberculinum

一瞥しただけでは、Tuberculinumをマヤズム理論の概念の中で分類することは難しいように見える。それは、それぞれのマヤズムの特徴を持つように見える。序文で述べたように、マヤズムならびに個性化の過程の線形モデルは真実の歪曲ではあるが、それは、私たちがその過程に関するなにがしかの理解を得るためには最善の方法であるがゆえに、私たちはそのモデルを適用する。

私たち自身に対しその線形再現を行うと、私の感じでは、Tuberculinumは最初に疥癬マヤズムにおいて停泊させなければならず、そして淋病マヤズムが次の主要な停泊地である。つまり私は、Tuberculinumを疥癬と淋病の間に位置づける。なぜ？

Tuberculinumで驚くべきことは、変化を求めたり旅に出る衝動である。彼はロマンチックで、郷愁を抱きがちであり、現在自分がいる場所や状況に不満足である。よりよい場所に対する憧れがあるが、それは最初期の結合状態の記憶と関連づけられる。パラダイスは失ったが、Tuberculinumはまだ再びそれを見つけだす望みを持っている。この点で、彼は私たちに純真な愚者の原型を思い起こさせる。知識や危険の感覚に妨げられることなく、彼はただ広い世界に歩み入る。

- 不満足
- 希望に満ちている
- 旅行の欲求
- 変化の欲求
- さまよい歩く欲求
- 感傷的
- 向こう見ず

この世界で生き残るための能力を身につける代わりに、パラダイスへの入り口を再び見つけるために、至るところをさまよい歩く。このレメディーでは希望が非常に強い。状況に適応することを学ばず、ただ立ち去るか、反社

会的にふるまうだけである。この反社会的な態度は、特に郷愁的な憧れを追うことを阻まれたときに現れる。テーブルに着席させられ、学校へ行かされ、いつも同じ家に住むなどといったことは、縛りつけられているように感じる。

- 破壊性
- 挑戦的
- 反抗的
- 逃れたい

疥癬の羞恥の思いは以下にみられる。

- 自分が淑女ぶった女性である夢

Tuberculinumの落ち着きのなさは、彼が非常に敏感な、制限や拘束というものがいっそうひどくなる、次の局面である淋病に対する予期不安としてもみられる。それはあたかも、走り回ったり歩き回ったりして忙しくしているかぎり、落ち着くことを避けられるかのようである。それにもかかわらず結核結節（淋病の成長）にみられるように、すなわち数か月から数年にわたり彼をベッドに縛りつける結核にみられるように、「固定」が生ずる。一か所に限定され、ほとんど動けず、これはTuberculinumにとっては地獄（淋病）である。この状態を変化させることは不可能で、ただじっと我慢するのみである（淋病を参照）。

- 活動への欲求
- 肺結核への恐怖
- 診察の前の恐怖
- 絶望感

次のTuberculinumのケースでは、この落ち着きのなさという概念が赤ん坊に、休息を強いられているという概念が母親に、表れているのが見てとれる。

ケース21
4歳の少年で鼻かぜが頻発する。彼は挑戦的、活動的、落ち着きがない子

供で、勇壮ぶる傾向が強く、空想に満ちている。挑戦することが好きで、すぐに上達する。サラミソーセージに対する欲求がこのケースを明確にさせる。

妊娠中、胎児は非常に落ち着きがなかった。他方、母親は早期からの陣痛のため、安静を保たなければならなかった。

結核は、身体が完全に消耗すると、最終的には死に至る。これが、そのレメディーは主に淋病（結核結節）と梅毒（消耗）であると言う人がいる理由である。レメディーの中心的な概念から、私は根源はおそらく疥癬であろうと思う。後に梅毒マヤズムについて述べるが、その際、この段階にはTuberculinumは真には到達することがないことが明確になるであろう。彼は、戦う価値のあるものが存在する希望を持ち、自分の固定した状況から抜け出ることがない。囚人を刑務所に閉じ込め、きちんと食事を与えないと、あるとき、どんどん消耗していくように、消耗はむしろ淋病の末期である。それは状況を変化させることができない絶望的な状態である。状況と戦う力を持つことは、私の理解では、梅毒の要素であり（6.6参照）、希望のない固定は淋病の要素である。

疥癬から淋病への移行に一致するその他のレメディーは、Phosphorus、Calcarea phosphoricaのようなレメディーである。

ケース22

2歳の子供：下痢を伴う牛乳アレルギー、腹痛と湿疹。私は、「直腸；下痢、牛乳、その後で」や「腹部；痛み、牛乳、その後で」のどのレメディーにも確信が持てなかった。出産に関して母親は、最悪だったのは横になって陣痛がくるのを待つことだった、と話した。彼女はむしろ動いていたかった。これにより、私は、疥癬から淋病への移行を考えた。そして結核のレメディーを考え、子供が開放的で話好きなのでPhosphorusに決定し、これはよく作用した。このレメディーはもっと一般的な見出し「食品；牛乳、で悪化」に含まれている。

6.3.2 Calcarea phosphorica：不満
- 常にわが家に戻らなければという妄想

- わが家に戻る欲求；そこにいるときは出ていく欲求
- 落ち着きがなく、あちこちに動く
- ホームシック、郷愁

　Calcarea phosphoricaでは、パラダイスの記憶とパラダイスの外の現実の人生の相違に耐えられない。物事がよくなりうることは知っていて、そのよい場所は、今いる場所でないことも知っている。彼らはわが家を探しているが、どこにも見つけられない。

- 常に授乳されたい欲求
- 胸部；子供は母乳を拒絶

　子宮の体験に近いものは何もない。最も近いものは乳房である。Calcarea phosphoricaの子供は、したがって常に授乳されていたい。しかし最終的に満足させるものは何もなく、子宮の代用である乳房さえも拒絶する。最終的には何も満足させることはない。

- 泣きながら、何かをつかんだり何かに手を伸ばす身振り
- 不満足
- うめく
- 気難しい

ケース23

　生まれた日から腹痛の7歳の子供。生まれた日の夜に哺乳瓶で少量のミルクを与えられた。その後数時間、彼女は泣き叫んだ。その後は母乳を与えられた。授乳は毎回長時間を要したので、まるで絶え間なく授乳しているようであった（陣痛と同様のパターン。彼女の出産を参照）。彼女は常に乳房に触れていたかった。

　彼女は不満足の様子で、原因がないのに不平不満を表す。要するに、何も彼女を満足させないのである。Calcarea phosphoricaを考慮する十分な根拠である。

　彼女の出産の開始は興味深かった。陣痛は、母親が腹部に何かはじける音

を感じた後で突然始まった。破水し、収縮が直ちに強くなった。絶え間なく陣痛が続いた。この状態が数時間も続いたらどうやって耐えるのかと、母親はパニックになった。ひとたび子供を押し出す段階になると、良好になった。

● 腹部の痛みによる不安

　子供にとっては、突然パラダイスからけり出されたようなものである。警告もなく、ゆっくり状況の変化に対応することもできない。あたかもパラダイス（マヤズム以前）が中間の疥癬を経由しないで地獄（淋病）に変化したかのようである。彼女がどのように喪失の、郷愁の感情に陥り、この状況の劇的な変化に不満であるかが理解できる。

● 干渉で悪化

6.4 淋病マヤズム──「出口がない」または「永遠の地獄」

BPM II 局面2：「母親との対立」
（閉鎖した子宮系における収縮）

淋病の概念
- 黄泉の国
- 変化への希望のない苦痛
- 試したり闘うことは無意味
- 変化をもたらす能力に欠ける
- 無力な犠牲者
- 膠着、逃れられない
- 抑圧性のうつ病
- 嫌悪と憎しみ
- 低い自尊心
- 影
- 分裂

Grof：「途方もない心身の苦痛、終わることのない耐えがたく逃れがたい状況、わなにはめられ籠に閉じこめられた感覚、出口がない、罪悪感と劣等感の苦悶……戦争と強制収容所の恐怖、尋問の恐怖、危険な伝染病、疾患、老衰と死……人間存在の無意味さと愚かしさ……」
関連する精神病理学的症候群（Grof）：「統合失調症（身の毛のよだつ拷問の諸要素、無意味な"実質のない"世界の体験）、深刻な抑圧性の"内因性"うつ病、不合理な劣等感と罪悪感、心気症（苦痛に満ちた身体感覚に基づく）、アルコール依存症と麻薬中毒」

　いったん陣痛が激しくなると、きわめて安全であった子宮が最も危険な場所に変化する。母と子は互いに痛みの源となる。あらゆる方向から、子宮は子供

を押しつぶす脅威となる。ある時点で人は、パラダイスを取り戻す望みは全く諦め、したがって、後はただ終わることのなさそうに思える収縮を体験し、苦しむだけである。産道が開かないかぎり出口はないのである。改善の望みなき状況の苦痛は、人を抑圧による絶望に陥れる。試みたり戦ったりすることは無意味である。膠着し、出口はなく、ただ永遠の地獄があるだけである。

これは、パラダイス体験の逆である。「永遠のパラダイス」から「永遠の地獄」へ。時間、明日、変化への希望の概念は存在しない。

自らの進化において、人間の努力というこの項目で行き詰まってしまう人々は、固定観念、定着した恐怖、定着した身体疾患による苦痛に苦しむ。固定（定着）とホメオパシー的に等価であるのは淋病である。自分自身と自分の状況についての固定した信念ゆえに、自らの生の状況を変化させるための能力の欠如がある。

出産中、子宮頸管拡張の段階において最も強烈な体験がある場合には、淋病を考慮しなければならない。終わることのないように思える収縮は、何の成果も得られないように思われたり、耐えがたいほどの痛みであったりする。「子供は決して出てこない」という考えがあり、こうした言葉を、私は多くの女性が自分の出産体験を述懐する際に耳にした。

淋病の人は自分自身を状況の犠牲者と感じているので、淋病レメディーには嫌悪と憎しみの強い感情をみる。淋病患者では、これらの感情は通常表面に表れない。なぜなら第一に、彼らは何をしようとも状況はよくならないと感じているからであり、第二に、淋病患者の自己イメージは非常に無意識的に影の影響を受けているので（7.2.1参照）、彼らは自分が受ける苦痛を容認するからである。「悪人が人生から悪く処されるのは当然である」というのが、彼らの——通常、無意識の——罪の自覚である。

Grofの分析によると、出産体験のこの局面では、人は場面ごとに一人の演技者と同一化しうるだけである。たとえば、拷問のイメージでは、人は被害者または犯罪人、あるいは観察者のいずれかと同一化しうるが、ところが次の梅毒の局面では、この二分はもはや存在しない。ゆえに、ここでは分裂の

要素がみられ、これについては後ほど詳細を述べる。人は自分自身の内部の二面性を統合することができない。

　強くて健康的な自我（言葉に矛盾あり？）は、個人に対する重力場、あるいは地球の重力が身体レベルに与えるのと同様な安全性を心理レベルに与えるどっしりとした中心のようである（進化の終盤の段階で、自我を手放すことがそれほど容易でない理由の一つである）。私たちは、私たちの身体がこの大地から風で吹き飛ばされることを恐れることはない。重力は常に存在するものであり、私たちは決してそれを疑うことはない。自我は個人において同様の機能を持つ。それは実質と中心を与える。淋病患者は、自己感情や自分がなすことにおいて環境に非常に影響されるので、自分が誰であるか、何がほしいか、どこへ行くのかがわからない。このため彼らは、彼らを利用したい人たち、たとえば、Mancinellaの悪魔とStaphysagriaの虐待的なパートナーにとって容易に餌食となる。

分　裂

　この状態における深い苦悩から抜け出る唯一の手段は、内部を分裂させることである。

　臨床において、人生で非常に苦しんだ患者のケースを多くみてきたが、彼らは身体から分離することによってのみ、こうした状態を生き残ることが可能となる。たとえば性的虐待を受けた多くの被害者は、体験中は抜け殻になっていたと報告する。私にとってこれは淋病の状態の特徴であり、この種の症状を報告する人々は淋病レメディーが必要である。臨死体験の研究でKenneth Ringは、こうした体験をする人々は平均以上に抑圧や虐待の体験を持つと結論づけた。危険な状況になると、彼らはほかの人より早く体外離脱するようである。

　分裂はまた、善悪の明確な区別として表れる。淋病の人々は、生の二元性を統一することができない。

　この分裂は多くの淋病レメディーに見いだしうるが、それはそれぞれ異なる形態を取る。

Thujaの分裂
霊魂は善、肉体/人格は悪

- 心身が分離している妄想
- 宗教的狂信と腹部に動物がいる妄想の対立

Medorrhinumの分裂
よい行動と悪い行動の両極端
- 極端
- 愛と残忍性の対立
- 過敏と無感覚の対立

Anacardiumの分裂
対立する感情に引き裂かれる
- 世界から切り離された妄想
- 一方の肩に悪魔、もう一方の肩に天使
- 悪意と慈悲心の対立
- 夫と子供を愛撫したかと思うと、今度は彼らを追い払う
- 意志の矛盾

Lac caninumの分裂
自分は価値がないが、他人は価値がある
- 体外離脱しないかぎり精神異常になる妄想
- 霊体のように空中をさまよう妄想

Mancinellaの分裂
悪魔/暗闇が魂/光を乗っ取る
- 悪魔に乗っ取られる恐怖

Nitricum acidumの分裂
私は正しい/被害者であり、彼らが間違っている/罪人
- 心身が分離している妄想
- 家族からの疎外

Natrum sulphuricumの分裂

自殺や事故による分裂
- ピストル自殺の気性
- 頭部のけがによる疾患

頭部症状

　陣痛の繰り返しと増大によって産道を開く過程において、ストレスは主に頭部に加わる。

Natrum sulphuricumの頭部症状

Natrum sulphuricum：自分の置かれている状況から自殺願望を有するようになるが、罪悪感と責任感でいっぱいとなり、自制する。出産過程のこの局面では、子宮の押しつぶそうとする力が全方向から加わるが、ストレスのほとんどは頭部にかかる。Natrum sulphuricumでは、頭部のけがの後でうつと自殺の衝動がみられる。頭（泉門）は、収縮する子宮の途方もない圧力で最もひどく苦しめられる身体の部分である。頭部が産道を前進しないかぎり、まるで子宮が人を泉門を通してその身体から絞り出すかのようである。

　興味深いことに、この章では、体外離脱の傾向を持つ4つのレメディーについてすでに述べた。ThujaとAnacardiumは自分自身の身体から分離でき、Lac caninumは漂う感覚があり、Natrum sulphuricumは頭を撃ち抜く、首を吊る、事故、により、自らを強制的に体外離脱させることを欲する（偶然？　一般的に意識的なものではないが、事故による頭部のけがはNatrum sulphuricumの患者に発生しやすい人生の出来事である。ケースを深く考察すると、同じ根本レメディーが、すでに事故以前に要求されていたケースが多いことに気がつく）。淋病レメディーの体外離脱の道筋は、泉門からであるようである。

　ほかのいくつかの淋病レメディーの頭部症状を調べると、もっと興味深い事実に気づく。

Medorrhinumの頭部症状

Medorrhinum：「熱感と頭重感……頭痛が頭部を貫いて頭頂を駆け回る……激痛は突然治まり、泡立つような感覚が生じ、それが頭部外周に達すると、再び激痛となる」

これを読むと、出産の拡張の局面における収縮時に頭部が体験する一種の圧力と大きな類似性が存在するのを感じる。突然緩和する頭頂を駆け回る過酷な痛み。リラックス時には外周に向かって頭部に泡立つような感覚があり（ダイバーが水面に急上昇して、血管に気泡ができたときのように）、それから次の激痛が始まり、その後再び同様の泡立つような感覚がある。

Cimicifugaの頭痛症状

Cimicifuga：後に私は、Cimicifugaがなぜ淋病レメディーであると感じるかを述べる。Cimicifugaの頭痛は、開いたり閉じたりの感覚で知られている（収縮ごとに泉門を閉じる頭蓋骨のようである）。Cimicifugaはまた、頭頂が飛び去ってしまうような感覚でも知られている。

Cannabis indicaの頭部症状

Cannabis indica：頭部の開閉感覚の中心的レメディーは、レパートリーによるとCannabis indicaである。このレメディーについてはすでに述べたが、マヤズム以前の局面の宇宙との一体感を非常によく描写している。そこで述べたように、Cannabis indicaの体外離脱の傾向は主に人生の淋病状態による。

ケントのレパートリーでは、このレメディーは淋病レメディーとして、Cannabis sativaとともに、同じ開閉の見出しでリストアップされている。

	淋病
基本的周産期	BPM IIb
母/子の関係	対立
出産過程における段階	閉鎖した子宮における収縮
神話的表現	地獄での苦しみ 黄泉の国、ハデス 悪魔
病的な感覚	自責 邪悪、悪い、分裂
予想	絶望的

6.4.0 淋病レメディー

　主要な淋病レメディーを子細にみると、淋病マヤズムは出産過程における「永遠の地獄」、「出口がない」状況と呼ばれる局面と一致するという私の仮定を支持する多くの症状がみられる。

6.4.1　Thuja：内面の悪

- 母親を嫌悪
- 腹部に動物がいる妄想
- 妊娠の妄想
- 身体が繊細な妄想
- 身体がもろい妄想
- 自分がガラスでできている妄想
- もう生きられない妄想
- 自己蔑視
- 間違ったことをした妄想
- 自分が無価値な妄想
- 自己のアイデンティティの混乱
- 心身分離の妄想

Thuja：ここでは、腹部に動物が存在している妄想に、悪人ゆえに地獄に住まなければならないことと、子宮の拷問室に捕らえられている現実の状況との見事な組み合わせをみる。Thujaには居場所がなく、彼に唯一可能なのは、周囲に合わせて自分自身を形づくることである。あなたを押しつぶす脅威であるという、こうした閉鎖系（子宮）のイメージと、生き残るために唯一残された道は、流れに任せること。これが一般にThujaと淋病の強力なイメージである。

　周囲からの圧縮がひどく、破壊されるのではないかと彼は恐れる。どのような抵抗も、苦痛と完璧につぶされるチャンスを増大させるのみである。身体がガラスで作られているという考えは、この破壊の考えを暗示するだけでなく、透明で、誰もが彼の内部の醜い動物を見ることができるという考えも暗示する。目は心の窓であるから、Thujaは目をのぞき込まれてよこしまな自分を知られるのが嫌いである。

固定観念：パラダイスの記憶と地獄の苦悩の分裂があり、霊魂の純粋さと自我の醜さの分離がある。地獄に住む責めを受けているので、自分自身について肯定的に感じることはできない。このような罰を受けるとは、よほどの悪人にちがいない。

　Thujaの人々は全然醜くはない！　醜いという考えに私は強く反対する。彼らには自分が醜いという妄想があり、したがって彼らは、自分が自覚しているように他人が彼らの真実の姿を知ることを妨げたいという思いから、嘘をつく。ほかのレメディー同様に、患者をレメディー別に分類するときには裁いてはならず、私の経験では、相談中に患者の話に最後まで心から耳を傾けると、裁きは自動的に理解と同情に置き換わる。レメディーによし悪しはなく、よい人・悪い人というのも存在しない！

　もし人がこの世で母親を嫌う権利を有する出産の局面があるとすると、それは、この「永遠の地獄」の局面である。この淋病局面の典型であるThujaのみが唯一「母親を嫌悪」に該当するレメディーであることは、驚くべきであり、意義深い。逆もまた真である。もし出産において母親が自分に過酷な痛みを与える子宮内の子供を呪う局面があるとすれば、それはこの局面である。妊娠している妄想と腹部に動物がいるという考えを結びつけると、母親が子供を動物とみなし、生命の動物的な暗い面の典型とみなしていることがわかる。
　出産において、女性がその経験が永遠に続く（永遠の苦痛）という思いを抱くのも、この段階である。

ケース24
　下痢の3歳の少年。排便後に「パパ、見ないで」と言う。父親によると、心因性消化不良である。彼は容易にバランスを崩す。まともに人の顔を見ない。父親が学校に迎えに行くと完璧に無視し、彼が見えないかのようにふるまう。非常に周囲に依存している。周囲に反応し、影響され、他人がすることに従う。一緒に遊んでいる子供の声をまねることさえする。この父親による優れた観察はThujaを示唆し、大きな効果を与えた。
　出産中には拡張は全く進行しなかった（決して終わることがない淋病の状態）。最終的に、急遽、帝王切開を行わなければならなかった。

木と淋病

ホメオパシーに木のレメディーは多くはない。私はそれらについて学んだとき、Anacardium、Thuja、Sabinaのような一般的なレメディーがほとんど淋病レメディーであることに驚かされた。しかし、成長は淋病の特徴であり、植物は全般にそうであるが、木は特に成長するので、これはたぶんそれほど驚くべきことではないだろう。私はすでに淋病の人の精神構造に顕著に認められる分裂について述べた。善と悪、光と闇、天国と地獄、天使と悪魔、愛と残忍さのような対立性はすべて、この例である。まるで生命の二分裂性と二元性が淋病と淋病レメディーに極端に表現されているかのようである。木を見ると、それらはまるで二つの世界に住むように、二つの反対の方向に成長しているといえる。その片方は、無意識のように、私たちの認識と気づきを超えている。根は大地、物質、暗闇、ハデスの王国に突入する。枝は天国、光、霊的なものに向かって伸びる。木が健全に成長するためには両者が必須である。両方の世界を統合する幹を通して、樹液の流れは両方向に向かう。大地は天国を潤し、天国は大地を潤す。天国に向かう木は、十分に根を張っていないと最初の嵐で倒される。逆に、光に向かって伸びない木は実を結ばず、最終的に根は死んでしまう。

ThujaとSabinaには転落の夢が強くみられる。彼らは影との対決を避け、光のみを求めて、大地から自由になろうと試みるが、最終的には不快な大地との対決に終わる。なぜなら、彼らには堅実性を与える根が存在しないからである。

Anacardiumでは、「栓の感覚」がキーノートである。どの方向にも流れはない。根のシステムと枝のシステムとの関係がうまくいかず、そのため、それらは協調的に機能することができない。彼らは二つの極端な本質に引き裂かれ、彼ら自身の内部でその二つを結び付けることができない。

6.4.2　Sabina：落ちこぼれ

SabinaはThujaと多くの共通症状を持つ。たとえば、転落の夢、淋病、コンジローム、腹部に生き物がいる感覚、音楽への敏感さ。

Sabinaは特に切迫流産のレメディーとして知られている。子供は子宮（大地）にしっかり定着せず、結果として命を落とす（転落）。サビーニ人の少女たちはローマ人によって捕らえられ、息子を得ようとする彼らの種をまかれた。Sabinaは、彼女たちが望まないこれらの子供を流産する。

流産：
- 流産後の不安
- 子宮出血での不安
- 切迫流産での恐怖
- 切迫流産でのヒステリー

転落：
- 高い場所から転落死させられる人の夢
- 転落する妄想
- 朝めまいから転落することへの恐れ

性的特性：
- 好色
- 好色な夢
- 子宮出血中の色情狂
- 恥知らず

音楽：
- 「音楽が骨と髄に染み通る、涙と神経過敏を生じさせる」
- 音楽で泣く
- 音楽による恐怖
- 音楽を嫌悪
- 音楽で落ち着きがなくなる
- 音楽で悲しくなる
- ささいな騒音に敏感

6.4.3　Anacardium：天使と悪魔

- 社会に対する嫌悪
- 憎しみ
- 孤立感
- 自分が世界から分離している妄想
- 自分が悪魔である妄想
- 悪意
- 道徳観念の欠如
- 無神論者、宗教感覚の欠如
- 矛盾の中での自信の欠如
- 悪魔が片耳にささやき、天使がもう片耳にささやく妄想
- 自己との対立
- 意志の矛盾

Anacardium：Anacardiumもまた心身の分離、善と悪の分裂がある。私たちは臨床から、深い苦悩の経歴は通常Anacardiumのケースであることを知っている。軽蔑され、世界から孤立したように感じ、自分を悪魔だと考える。自分が死んで、地獄の入り口で罪を白状させられる妄想。

　また、文献により、罪人の役割との同一化がよく知られている。強制収容所の監視人の役割は、Anacardiumの患者に彼の暗い面を行動に表す機会を与える一種の「仕事」としてしばしば言及された。人類史上において、ドイツのナチのような時代には、集合的影が強烈に行動に表れていた──「集合的」の意味は「あなたと私からの」。すなわち私は、このような出来事を通じて、単純によい人と悪い人とに世界を分類することはできないと言いたいのである。被害者と犯罪人、囚人と監視人、所有者と解放者、の役割分担は、性格の特徴だけでなく多くの要素に依存する。私たちが私たち自身の影に遭遇し、ある程度それに対処したかどうかが、集団といかにうまくやっていけるかを決定する。

6.4.4　Lac caninum：打たれた犬

- 憎悪
- 人生を嫌悪
- 重い黒雲に覆われる妄想
- 害虫、はい回るもの、クモ、シラミ、ネズミ、ヘビ
- 粉砕する妄想
- すべてのものが恐ろしいものであるという妄想
- 軽蔑されている妄想
- 不潔である妄想
- 見下げられている妄想
- 自己卑下
- 自分の話がすべて嘘である妄想

Lac caninum：軽蔑され見下げられているように感じる。自分はあまり価値がないと考える。身体を嫌なものと感じる。Lac caninumは、自分の経験を自己に批判的な彼の主観によって色づけしてしまう。彼は最も価値が低く、存在は許されない。

　Lac caninumは、暗闇を連想させる、暗くて恐ろしい場所に住むあらゆる動物に関する夢、恐怖、妄想を持つ。

不潔に関する鑑別診断

　不潔の観念は淋病の症状である。SulphurやPsorinumのような疥癬のレメディーには確かに不潔さがみられるが、しかし彼らは、自分たちが不潔だとは思わない。彼らは不潔であるが、それは外見である。彼ら自身、不潔さは感じない。淋病レメディーは内側にも外側にも不潔さを感じ、本質的に不潔である。「常に手を洗う」の見出しを見ると、そこには疥癬、淋病、梅毒の各レメディーがある。

　疥癬のレメディーは、行為の理由が外部にある。彼らは道路の埃と汚染にまみれている乞食である。個人的には、私は疥癬のケースで、この症状が強迫的な、深い病的な様相を呈しているのをみたことがない。疥癬について述べた事

実を見直すと、彼らが自分自身を清潔にすることは、よりよい印象を与えるためか、あるいはせいぜい衛生上の問題にすぎないことが推測される。

淋病のケースでは、自ら不潔であると思うから自身を洗う。彼らにとって洗うことは象徴であり、洗浄の儀式は自分自身に対する悪感情を減少させる機能を持つ。もし彼らがあなたとの握手を拒んでも、それは自分が不潔になる恐れからではなく、自分自身を不潔であると考えるからである。

梅毒のケースでは根本動機は恐怖であり、生命を脅かす外的要素に対する恐怖である。彼らは自分自身を骨まで洗う。彼らにとっては、皮膚の病原菌を殺すか、またはそれらが彼らを殺すかなのである。洗うことは死活問題なのである。

6.4.5　Staphysagria：悪い関係から逃れられない

- 異性に対する嫌悪
- 感情を害する人を憎悪
- 名誉を傷つけられることによる疾患
- 虐待、侮辱を受ける妄想
- 自然な意向を抑圧
- 性的虐待後の寡黙
- 侮辱されることからの疾患、争うには威厳がありすぎる
- 自己憐憫

Staphysagria：感情的に出口のない状況に陥る。出口を見つける能力はなく、出口に気づいていない。したがってThujaのように自分自身を状況や相手に適応させるというよりは、むしろ罠にはまり苦しみに耐える。

- 青白い顔をして怒る

小さくて興味深い見出しが、どのように怒りを内部にとどめているかを示す。Staphysagriaのケースでは、レメディーをとることにより、彼らはパートナーと別れたり離婚することを決意するかもしれない。ホメオパスとしてこれらの人々と話をすると、なぜもっと早く別れなかったのかと感じる。関

係を解消する段階は、淋病の状態から脱出する瞬間である。決定がなされ、責任がとられる。私たちはまた、これらの敏感な人々が、人生で方向転換するのが間に合わなかったとき、人殺しにもなりうることを知っている。これは、自分の人生のハンドルをついに自分の手で握ったというしるしでもある。たとえ、それが過酷な結果を伴うものであったとしても。

6.4.6　Nitricum acidum：究極の被害者

- 特定の人を嫌悪
- 感情を害する人を憎悪し、謝罪では動かされない
- わずかな痛みで逆上
- 呪いを伴った、怒りに似た絶望
- 自身の不幸に対する慰めを拒絶
- 自己憐憫
- 上昇することに対する恐怖
- 魂が身体から分離する妄想

Nitricum acidum：Nitricum acidumにみられる淋病の、「固定」の問題は、許しを与えられないことである。この固定は人を責めることにとどまるものではなく、被害者の役割における固定も含む。被害者になることは無力であることであり、無力であることは地獄である。彼らは、かつて人生を楽しくさせたものすべてが奪い去られるように感じる。

　カルマ的にはこのレメディーは、淋病という奈落の底を示している。愛の反対の感情は恐怖である。地獄の穴からはい上がることは、愛の感情を再び自分に許すことである（上昇の恐怖）。「愛とは恐怖を手放すことである」(Jerry Jampolski)。許しがなくては、世界との傷ついた関係は決して癒されることはない。愛することを認めることなくしては、したがって愛するものを失う可能性を受け入れることなくしては、淋病から脱出する出口はない（「平和とは受容の果実である」）。他人が責められるべきであるという投影がなされているが、真実は失うことへの恐怖であり、そこには結果的に愛もなければ、失うものもない。

　Nitricum acidumでは、分裂は異なる作用を持つ。悪しき部分である邪悪さ

と罪悪感は完璧に他人に投影される。彼らは変化する必要はなく、責められるべきは外部の世界である。これは状況を永遠に固定する。なぜなら外部の世界は、個人の内面が変化しないかぎり変わることはないからである。

6.4.7　Mancinella：悪魔に連れ去られる
- 地獄に対する恐怖
- 感覚の制御を失いそうな不安
- 悪魔に連れ去られる妄想
- 精神異常、理性を失う恐怖
- 暗闇に対する恐怖
- 幽霊に対する恐怖
- 自分が発狂する妄想
- 空中に浮かんでいる妄想
- 強迫性障害

Mancinella：邪悪な影響力に逆らえず、自分を邪悪な力の餌食になりやすいと、被害者であると感じる。自分の心から逃れられないという固定観念を持ち、不安を減ずるために強迫性障害に陥る。ほかの淋病レメディー同様、中心の感覚に、安定感と外部からの力に対する抵抗力を与える自己感覚に欠ける（ケース16参照）。

6.4.8　Medorrhinum：極端
- 地獄に落ちる妄想
- 許しがたい罪を犯した妄想
- 絶望、天国へ行こうが地獄に行こうがかまわない

Medorrhinum：ここでは罪を犯し地獄に落ちる妄想をみる。AnacardiumとThuja同様、Medorrhinumでは人間の本質の両極端をみる。ここでは繊細さと残忍性として表れている。

　淋病局面のノゾースとしてMedorrhinumは、Psorinumでみたように、出産過程の次の段階に気づいている。

- 事件が起こる前に予期
- 死の予感
- 未知のものへの恐怖
- アイディアが豊富、実行は不確か
- すべてを翌日に先送り
- 何かが後ろにいる妄想
- 急ぐ
- 不幸に対する恐怖

変化を予期する。産道での命の戦いが待っていて、彼は、それが地獄から脱出する唯一のチャンスであることを知っている。しかし、生き残れるかどうかわからない。とても過程が長く思えるので、先延ばしにしている。予期不安があり、急がなければならず、後ろに存在する誰かの脅威を感じる。淋病マヤズムの序文で、誕生体験のこの局面で頭を圧迫する巨大な力について述べた。

ケース25

極端な行動の7歳の少年。一方では非常に扱いにくいが、一方ではあなたの心を溶かす力も持つ。多くの場合恐れがなく向こう見ずであるが、彼の制御能力を超えた場合には——車の中、バイクの後座席——非常に恐れる。動物が苦しむ映画を見ると喉がつかえるが、小さい動物を足で踏みつぶしたり、チョウを溺死させたりする。爪をかむ癖もあり、Medorrhinumの明確なケースである。

陣痛が始まると、母親は「どうしよう、始まった」と思った。次の収縮を待っているのが、そのつどひどく恐ろしかった。それに耐えるために丸まった姿勢をとった。夫が助産師を呼ぶことを主張したにもかかわらず、彼女はそれを先延ばしにした。パニックの発作を起こすことや、精神病になることを恐れていた。いったん胎児を押し出すことを許されると、その後は順調であった。

- 予期による疾患
- すべてを翌日に延ばす
- 発作を起こすことへの恐怖
- 何かが起こることへの恐怖

● 精神異常に対する恐怖

　長い拡張期の後、最終的に帝王切開となったり（ケース24参照）、逆子により拡張期が妨害される（ケース7参照）ことは、淋病のケースにより顕著であるようである。中心となる概念は、進展がなく、行き詰まり、固定しているということである。特に娩出の局面が開始し、母親が押し出すことを許されるまでは。

ケース26
　喘息があり、酸っぱいものとレモンを非常に好む5歳の少年。逆子で生まれた。彼の助けとなったレメディーはMedorrhinumであった。

ケース27
　海辺で劇的に湿疹が改善した7か月の少年。彼は出血するまで引っかき、青い強膜を持つ。眠りに陥る前に頭を母親や長椅子に打ちつける。Medorrhinumで治癒。
　彼の出産の拡張期は極端に長かった。2日後にも進展がなかった。母親が最終的に押し出すことを許されたときには、彼はほとんど動かず、ただちに滑り戻った。最終的には帝王切開となった。

ケース28
　偏頭痛があり腹を立てやすい性格の7歳の少年。落ち着きがなく乱暴な子供。偏頭痛のときにはベッドで丸まっている。たいへん同情的でやさしい一面も持ち、怒りは長く続かない。兄はADHD（注意欠陥多動障害）があり、爪をひどくかむ。寝るのが遅くて裸足を好む。
　妊娠は、最初は良好にみえた。しかし、突然進展がなくなった。逆子で行き詰まってしまった。すでに帝王切開するには遅すぎ、彼を引き出すのは困難であった。

6.5 淋病から梅毒への移行

　淋病マヤズムのノゾースであるMedorrhinumは淋病の頂点であり、次の局面の症状をすでに示す。
　Medorrhinumは別にしても、より予期的なレメディーはArgentum nitricum、Cimicifuga、Gelsemiumのように、淋病から梅毒への移行に所属するようである。最後の2つは子宮口のこわばりに、子宮口の拡張が進展せず、出産の次の段階への突入を妨害する場合に使用される。GelsemiumとArgentum nitricumの両者が、予期により下痢となるのは興味深い。乳幼児を治療する場合で、処方すべきはっきりした像がない場合は、羊水中の胎便の症状などがこれらのレメディーを考慮する助けとなる（見出し：予期による下痢）。出産時の母親の体験と、両親どちらかの根本体質から、さらなる確認が得られる。

6.5.1　Gelsemium：出てくる恐怖
- 予期
- 公衆の面前でおどおどする

　文字どおり出てくることを恐れる。

- 自己制御を失う恐れ
- 臆病
- 死にそうな妄想
- けがをする恐怖
- （近づく）出産の恐怖
- 出産の最初の段階での多弁
- 出産/妊娠中のヒステリー
- 出産中の神経的興奮
- 窒息の脅威を伴う落ち着きのなさ

Gelsemium：時間的順序ということでいえば、GelsemiumはArgentum nitricumの直前に位置する。止まりたい欲求は、去る衝動よりずっと強固で

ある。イメージとしては、小鳥が、巣を去らねばならない気持ちから、不安そうに既知のものにしがみつき脚を震えさせている状況である。

- 痛みによる失神
- 出産中の意識の喪失
- 出産中の知覚麻痺

出産中は、知覚麻痺と失神の傾向において、淋病の徴候を認める。痛みと恐怖を生じる状況により体外離脱しやすい。Gelsemiumは子供の死による疾患に使用される。そのような状況による疾患がこのレメディーを示唆することとは別に、トラウマ体験の以前に、すでにこのレメディーが示されている場合が多い。

- 子宮口の硬化
- 両親にしがみつく
- 転落の恐怖
- 下降する動きに対する恐怖

Gelsemiumでは、子供が安全な場所を去ることに対し恐怖を持つのと同様に、子供を手放すことができない母親の気持ちの表れである子宮口の硬化と微弱陣痛によって、子供は死産となる可能性があり（DD：Cimicifuga）、これまたGelsemiumが合致する悲嘆の状況となることがわかる。

陣痛中は、自分自身の身体を信じ自然の力に任せることが必要であるが、Gelsemiumには制御を失う恐怖があり、それがこのことを非常に困難にさせる。

- 窓から逃げる試み
- 高い場所から身投げして自殺する気質

ある点では、Gelsemiumは制御を手放す必要が、安全な巣を去り自立する必要があるといえる。人生が困難になると、産道を通過し生まれ落ちる記憶は、高い所から飛び降り自殺する衝動に転換される。

ケース29

心臓に関する恐怖感を持つ37歳の女性。生涯を通じ、変化と新しい状況を非常に恐れてきた。彼女は傷つきやすく、保護されていないように、安全でないように感じ、神経質なときは木の葉のように震える。失敗に対する顕著な恐怖は下痢を伴う。「強くなりたい。私のテーマは自分自身を信じることを学ぶことである」。「私は戦士だ、私は私が考える以上に強いのだ」。「母は決して私を解放しなかった」。「両親の家からあえて出て自活することはしなかった」。同様の、この解放しないという問題を、彼女が生まれたときに陣痛が十分でなく、医者が注射で促進したという事実にみる。彼女自身は5か月の子供を持つ。24時間の陣痛の後、たった4cmの拡張があっただけである。「痛みがひどくてリラックスできなかった」。その時点で帝王切開が決断された。Gelsemiumが彼女の恐怖に対し処方され、効果がみられた。

- 女性生殖器；痛み、陣痛、微弱
- 女性生殖器；痛み、陣痛、無益

ケース30

学校の試験の前と休暇後の新学期開始時に予期の恐怖が顕著な14歳の少年。休暇中、滞在地に飛行する前に非常に神経質。出発前に何度もトイレに駆け込む。未知のことに対する恐れ。頸部から額に拡大する頭痛。毎冬3回程度インフルエンザにかかり、脚と背中に痛みがある。発熱中に喉の渇きは全くない。彼はジェット戦闘機のパイロットになりたい。

彼の母親が彼の姉の出産のために病院に来たときのこと、到着するや否や陣痛が始まった。すでに予定日を2週間過ぎていたので、ホルモン剤が与えられ、成長しすぎた胎児の大きな頭により破裂を生じた。また破裂することを防ぐために、彼の場合には予定日の2週間前からホルモン剤が与えられた。拡張期の間、彼女はパニックに陥った。まさに赤ん坊をモニターしはじめたその瞬間に、吐き気、めまい、動悸とともに呼吸亢進が始まり、逃げ出したくなった。

- 女性生殖器；痛み、陣痛、停止
- 出産中のヒステリー

- （近づく）出産の恐怖
- 窓から逃げ出す試み

> Gelsemiumは彼女の全疾患に効果があった。ところで母親には視覚喪失を伴う偏頭痛があったが、大量の排尿が始まるとすぐに好転した。

6.5.2　Cimicifuga：かごに捕らえられている
- 死の恐怖、針金が彼を締めつけているのを見た
- 厚く黒い雲が彼女を包み込んでいる妄想

Cimicifuga：腕が身体に縛りつけられている、針金の中に閉じ込められている（子宮の収縮）、厚くて黒い雲に包み込まれている妄想。

- 家の中の者が彼を殺しそうな恐怖

脅威は家の中に存在する。Cimicifugaのケースでは、狭量な宗教の環境で育ち（淋病：Thuja）、自分を閉じ込めている針金を解くように、そこから自身を解放したがっているという経歴がみられる。これは近親相姦と組み合わさっていることもありうる。子供は自由になる可能性を持たないので、近親相姦はほとんどが淋病である：性的虐待の重要なレメディーのほとんどは淋病である。Staphysagria、Sepia、Anacardium、Lac caninum、Cimicifuga。梅毒体質の性的虐待のケースでは、たとえば絞殺を伴う性的暴行とか儀式的な性的虐待のように、より暴力的で生命を脅かす危険性がある。

- 四肢が破壊する夢

淋病のテーマ、Thuja参照。

- 死の予感
- 予期の恐怖：危険が迫ってくる；殺人；毒
- 子宮口の硬化

Cimicifugaの恐怖（死、差し迫った危険、殺されるか毒殺される）は予期の質を帯び、Cimicifugaの女性は死産で知られているがゆえに、それは母子の双方に関して納得のいくものである。Cimicifugaについてほかに興味深いのは、頭頂の感覚である（開閉、頭頂が吹き飛ぶ）。体外離脱の概念も、出産中の失神の症状に認めれる。

6.5.3　Chamomilla：対立

- 環境に不満足
- 出産中はベッドから起きあがっている必要がある

すでに述べたように、子宮口の硬化の見出しではCimicifugaとGelsemiumが見つかる。同じ見出しに含まれるほかの興味深いレメディーは、Chamomillaである。2番目のBPMについて、Grofの使用した表現は「母親との対立」であり、これは出産中の女性を助ける重要なレメディーの一つであるChamomillaをよく表現している（ケース8、10、11も参照）。Gelsemiumと同様、Chamomillaも痛みによる失神がみられる。

- 出産中の苦痛
- 出産中は人を嫌悪
- 出産中の絶望；痛みを伴う
- 出産中の辛抱のなさ
- 出産中の悪意
- 出産中のけんかっ早さ
- 出産中の痛みによる怒り
- 抱かれて歩き回られたい、しかしこれで好転はしない

実際、出産、月経、思春期、更年期、歯生、中耳炎等のどのような状況であれ、進展が必要なときは、Chamomillaはひどく苦しむ。Chamomillaはすべてに極端に過敏である。彼らの神経は、触れられることに耐えられず、あるいは見られることにさえ耐えられない。揺らすことは、出産前の感覚をもたらすことによる一時的ななだめとみることができる。しかし、Chamomillaの揺らしはPulsatillaの穏やかな揺らしと異なり、大胆な動きである。Grofの

分析によると、大胆な動きは明らかに産道の中の推進を示す。痛みはなだめられるようなものではない。揺らすことで、進展が起こるまで耐える助けとなる。動きが必要なのである。最終的には危機と遭遇しなければならない。歯が生え、赤ん坊は生まれなければならない。

出産の過程では前進も後戻りもできない。状況は耐え難い。Chamomillaは、悪い自己イメージを抱いているがゆえに、受容し耐える限界を越えている。自分が何を望まないかを知っている強烈な感覚から、意志が形成される。ゆえに痛みと苦痛は戦力を生み出し、望まないものとの戦いが開始される。後に、人間形成の梅毒局面で、意志は方向性を、目的を持つようになる。

Chamomillaは、母親により語られる出産の体験を分析すると確認されることが多いレメディーの一つである。

ケース31
Chamomillaの明確な症状を伴う耳の感染を繰り返す8歳の少女。彼女の性格もレメディーと明らかに合致する。出産は、母親の感じたところでは長時間継続した。ある時点で母親はほとんど諦めかけ、「もういい。そこにいなさい」と思った。その直後に赤ん坊は生まれた。Chamomillaの典型的な正反対の（しかも、たいてい望ましくない結果を生む）態度が、最初の母子間でのやりとりにおいてすでに示されている。

- 出産中の絶望感
- 正反対

6.5.4　Coffea cruda：一杯の慰め
- 出産中の失神
- 出産中の不眠
- 停留胎盤を伴う怒り
- 出産中の不安
- 出産中に精神異常になる妄想
- 出産中の絶望感
- 出産中の神経的興奮

- 出産中に死ぬ恐怖
- 出産中の意識不明

　Coffeaは、特に過敏性の度合いにおいて、Chamomillaと大いに共通している。極端に激しい感覚、痛みに対する非常な過敏性。Coffeaも抱かれ歩き回られたくて、人にしがみつく。両方のレメディーとも不安と恐怖からわれを忘れる。また、出産に関する多くの見出しの中で、CoffeaはChamomillaと並び頻繁にみられる。

- 犯罪者である妄想
- 慈悲心

　Coffeaでは、状況に自己を適合させる淋病のテーマを顕著にみる。Coffeaは他人が何を必要としているか、鋭く気づく。彼らは他人の幸福に責任を感じる。彼らは望まれない子供であったか、あるいは両親の関係の悪さに責任がある。彼らはリラックスできず、あるいは、安心して世話をされることができず、常に用心深くあらなければならず、他人と一緒にいさせてもらうために、彼らを喜ばせる（ケース15参照）。一杯のコーヒーをオランダ語で表現すると、「一杯の慰め」の意味になる。

6.5.5　Argentum nitricum：予期

- 家族に無視され軽蔑される妄想
- 壁に押しつぶされる妄想、閉所恐怖症
- 家の中のものすべてが変化した妄想
- 救済の望みもないほどに世界が堕落してしまった妄想
- 死の予感、死のときを予言する
- 時間が決められていると不安
- 急ぐ
- 予期による下痢
- 失敗への恐怖
- トンネルへの恐怖
- 特定の場所を通過できない妄想

- 公衆の面前でおどおどする
- 広場恐怖症
- 衝動的
- 自己抑制の喪失
- 窓から逃げる試み
- 飛び降りる衝動

Argentum nitricum：狭い場所にいて、状況から脱出する衝動を持ち、死の予感がある人の見事な像がここにある。部屋（子宮）の壁のすべての面が彼を押しつぶす：もし速く逃げ出さないと死ぬのは確実である。しかし、彼は前方にある暗いトンネルが恐ろしくもあり、特定の場所を通るのが怖い。

彼は躊躇するが、考える時間はない。考えずに衝動的に行動する必要がある。産道が胎児を押しつぶし窒息させるときに胎児が胎便を排出するように、彼は予期不安から排便する。彼はすべてが失敗に終わると確信している。AnacardiumやLac caninumのように軽蔑されているという妄想がある。見捨てられた気がする。

6.5.6　Lyssinum：かむ犬
- 痛めつけられる妄想
- 地獄にいる妄想
- 妊娠時の恐怖
- 妊娠中はすべてが見慣れないものである妄想
- 出産中の不安
- 狭い場所での恐怖

（ケース16参照）

Lyssinum：私がここでLyssinumを提示するのは、Lac caninumからLyssinumへの移行が、淋病から梅毒へ、打ちのめされた犬からかむ犬へ、悪い犬から狂犬へ、の明確な推移の例であるからである。犬はかむようになる。犬が悪いと言うが、Lac caninumに照らしてみて痛めつけられたことを考慮すると、悪いという言葉は適切ではない。犬は、生活を変化させようとすることにより、自分自身の生活の責任を取ろうとするのである。彼は痛め

つけられることを中止させようとする。いかにこの怒りが破壊的であろうと、これは心理学的にみると前進なのかもしれない。

　被害者になり虐待される代わりに意志の目覚めがある。人生がもっぱら、あるいは主に、状況により、外側の世界と運命により、決定されるように体験されるときには、意志の不在か、少なくとも意志の非常な低下があるといえる。目覚めた意志の最初の局面は、「いや、私はこれがほしいのではない！」である。子供の発達過程にこれが明確にみられる。また、治癒の過程やほかの危機に対処するときにも、「これは私のほしいものではない」という気づきが行動に移されると、変化が起こりはじめるのである。それは、苦しみを正当化する無価値の感覚に由来しながら、同時にこれは受け入れられない、私はもっと価値がある、という自己評価の進展を意味している。

●怒りがすぐに後悔に変わる

　この症状には、耐え、自己主張しない淋病の状態の名残りがみられる。それは淋病から梅毒への変化を意味している。危険な段階であるが、最終的には避けられない。それはArgentum nitricumとGelsemiumの躊躇に似ている。

6.5.7　Mezereum：誠実さにおける葛藤
●怒りがすぐに後悔に変わる

　Lyssinumと同様の症状がMezereumでも知られている。それは、淋病と梅毒両方のレパートリーに記載されている。Mezereumの本質は誠実さにおける葛藤である。二つの対立する感情に引き裂かれ、結果として、相反し抑圧される衝動を持つ。こうして行き詰まり、それはMezereum状態の根元が淋病の状態にあることを暗示する。Lyssinumと同様に、内面の緊張に耐えられなくなったときに病理上で梅毒面が現れる。

> **ケース32**
> 　多発性硬化症と顔面神経痛に苦しむ62歳の女性。この女性の人生の最も重要なテーマは、社会の反逆者とみなされている人に対する愛である。彼女は父親が戦争中に選択を誤ったことを知っているが、本当は彼がよい人間である

ことも知っている。このケースでは、人が社会から理解される姿と真の姿との矛盾による相反する誠実さをみる。心の美しい人が生涯汚名を着せられ、正義は彼には適用されない。マテリア・メディカの中にはこのテーマを確証するものは見つからない。「即座の後悔を伴った怒り」、すなわち即座に収まる怒りの症状にヒントが見つかるかもしれない。あなたは父親を非難する人や、彼の過去によってあなたを判断する人に怒りを感じるが、しかし、ここで再びドイツ人の側に立てば正しいことではなかったと怒りをのみ込み、父親の選択に怒る。しかし、彼はよい人で愛すべき人であるから非難はできない。

ケースとプルービングにより、Mezereumの主なテーマを以下のように結論づけた。

- 誠実さにおける葛藤
- 対立する感情
- 怒り 対 罪悪感と羞恥
- 相反する衝動
- 抑圧された衝動

- 醜い顔（外観）

傷跡やあざが周囲の人々のその人に対する見方を左右してしまうことが、Mezereumの大きなテーマである。

- 汚名を着せられる
- 不当に責めを受ける

他人によって汚名を着せられることによる心理的な痛手もまた傷跡を残す。

- 矛盾
- 外側と内側の対立
- 人をあざむく外観
- 魅力を振りまく

服装や住んでいる家などの社会における表面的な判断ないし評価基準に関する問題がMezereumにとって非常に重要となり得る。

- 他人の幸福に責任を感じる
- 義務を怠っている感覚
- 自己非難

これらはレメディーの梅毒面を示す（DD：Aurum、Cyclamen）。

6.5.8 Carcinosinum：すべてがあなたのもの

この分析で述べられる必要があり、それ自体が一つのマヤズムを表しているように思われるレメディーは、Carcinosinumである。このレメディーは、淋病から梅毒への移行と関係しているようにみえる。その主な理由は、まず、病理レベルでは癌は淋病過程（成長）であり、最も暴力的な方法で治療され、梅毒状態（破壊）で終了することが多いということである。

二番目に、心理レベルでは、抑圧の経歴により絶えず環境に順応しようとする傾向を持つ（淋病マヤズム）個人を認めることである。

- 拒絶された子供の仲間をほしがる思い
- 他人の不作法による疾患
- 受難の妄想
- 感受性が強い

結果的に他人の幸福に関し責任感が強まる（例：Aurum、梅毒マヤズム）。

- 早すぎる責任による疾患
- 失敗に対する怒り
- 叱責に対し過敏
- 潔癖さ

Carcinosinumの潔癖さは主に他人に対する演技である。他人に対して行うことは完璧でなければならない。彼らの部屋は乱雑かもしれないが、仕事

は完璧である。

● 彼が演じている以外のことについてはだらしがない

　三番目に、Carcinosinumの顕著な特徴は予期であり、Medorrhinum、Argentum nitricum、Cimicifuga、Gelsemiumですでに述べたように、予期は淋病から梅毒への移行に属する。

● 予期
● 親戚に対する予期不安
● 環境に対する予期不安
● 約束時刻に到着するように急ぐ

　誕生の梅毒段階に属する激しい動きという事項が、多くの動物（梅毒的）レメディーに存在する、ダンスに対する欲求においてみられる。

● 胎児が音楽に乗ってダンス

6.6 梅毒マヤズムと「死-再生の戦い」

BPM III　母親との協力
（産道を推進）

梅毒の概念
- 出口の認知
- 望みのある苦痛
- 出口への闘い
- 敵対者
- 孤立
- 自己中心、高慢
- 殺すか殺されるか
- 自我の死
- 激越性うつ病
- 暴力、火、性的特質、激しいエクスタシー、宗教
- サド・マゾヒズム、黒魔術、生け贄、はりつけ

Grof：「苦痛の宇宙的次元への高まり、痛みと快感の境界線、"火山"型エクスタシー……サド・マゾ的乱交、人殺しと血まみれの生け贄、激しい戦闘への積極的参加、無謀な冒険と危険な探検の環境、激しい性的乱交の感覚とハーレムやカーニバルの場面、死と再生の体験、血まみれの生け贄を伴う宗教（アステカ族、キリストの苦悩と十字架上の死、ディオニソスなど）、強烈な身体的徴候（圧迫、痛み、窒息、震えと引きつりにおける筋肉の緊張と発散……括約筋の制御の問題……）」

関連する精神病理学症候群（Grof）：「統合失調症（サド・マゾ的糞便嗜好的諸要素、自傷、異常性愛）、激越性うつ病、性的逸脱（サド・マゾヒズム、男性の同性愛、飲尿と食糞）、強迫神経症、心因性喘息、チック、どもり、転換ヒステリーと不安ヒステリー、不感症とインポテンツ、神経衰弱、外傷（性）神経症、器官神経症、偏頭痛、頭痛、遺尿症と遺糞、乾癬、消化性潰瘍」

地獄の深みを体験した後に、黄泉の国から逃れる冒険旅行を開始する。これは生死の戦いである。形勢はなお非常に不利であるが、希望もあり、戦いの目的も存在する。地獄の永遠の苦しみに耐えるより、戦って死んだほうがましである。産道は少しずつ開く。淋病状態の抑圧性のうつ病は、梅毒状態の激越性うつ病に道を譲る。もはや絶望的な被害者ではなく、手に入れたすべてのものとともに命のために戦う戦士である。

私は梅毒状況に関し、「絶望的状況での暴力的な努力」(Sankaran)に完全に賛成するわけではない。その前の淋病状況は絶望的であったが、(Lac caninumで述べたように)、痛めつけられた犬が、ある時点でもう我慢できなくなって反撃するように、今はもう耐えられないものになってしまった。苦痛は、どのような結果になろうとも人が自力で立ち上がるところまできてしまった。今や耐える代わりに戦い、こうして変化の可能性を生みだすが、それは希望があることを意味する。

Grofは、人がこの戦いにすべての強さと力を出し切り、成功せず、一切が無駄に思える地点があることを報告している。死の時が来た。命を失うであろう――絶滅の感覚。最後に戦いは絶望的になり、ついに降参して自身の終わりを知る。これが自我の死である。いったん状況が絶望的に思えたり、破壊以外に何の目標もない完全な破壊に変化すると、暴力的な努力は停止する。

Grofは、この局面を「死－再生の戦い」と名づけたが、これは多少誤解を招く。なぜなら、ここには死の後に再生がくるという戦いにおける"気づき"がないからである。人は単に命のために戦い、その戦いに負けることは永久的な死を暗示する。私は、それを「生と死の問題」と呼ぶほうが、その状況における実際の"気づき"をよりよく示すことができると考える。

梅毒の人（そしてそのレメディー）は強い個性を持っている。彼らは自分の暗い面に遭遇し、生まれついてのリーダーとなる能力と資質を備えた強烈な個性を発達させた。リーダーシップの脅威となる病的状態は、人をほかの人間から分離させてしまう、強すぎる自我である。私たちが重金属について語るとき、金属が重くなるにつれ、この分離が増大し、外界がますます敵とみなされるようになることに気づく。

生死の戦いの果てに、戦いに負けることは、完全に自我に縛られていた個人にとっては、すべての終わりを意味する。自我の境界を越えた自分自身というものについての認識はない。これが、Arsenicum albumのような梅毒レメディーが、死の過程で手放しの状態になれないケースに求められる理由である。彼らは必死に身体に、自我に執着するが、それは、それが彼らの全存在であるからである。

　Grofが示したように、チック、引きつり、痙攣、痙縮等の症状は、誕生過程の推進局面に属する。これらの神経的疾患の主要レメディーは梅毒レメディーであり（特に重金属）、急性レメディー（StramoniumやHyoscyamusのような）である。これはまた、病理の点で、急性マヤズムを疥癬の前に位置づけるのではなく、梅毒マヤズムと急性マヤズムは互いに近い存在であるとする考えを支持する。

　母親の体験でみたように、娩出が出産の最も顕著な局面である場合、出産中に、もしくは生まれた子供に、梅毒レメディーを考慮する必要がある。母親の体験は暴力、戦い、死、敵意、責任感の要素に支配され、それらを分析することは、どの梅毒レメディーが必要であるか決定する助けとなる。

　梅毒レメディーが、その状態で重要であることを、また、それらのレメディーの症状がどのように誕生過程の「死－再生の戦い」の局面に合致するかを調べてみよう。

梅毒	
基本的周産期	BPM III
母/子の関係	協力
出産過程における段階	産道を推進
神話的表現	死一再生の戦い ドラゴンの殺戮 はりつけ
病的な感覚	孤立 敵意 利己主義
予想	希望

6.6.0 梅毒レメディー

　梅毒の概念をみると、この章の最初に列挙したように、多くの動物的な問題がみられる。ホメオパシーにおいて知られるようになった動物レメディーの中では、ヘビとクモが、サソリとともに (Sherr)、最もぬきんでていることが知られている。それらの代表的なものについて述べる。レパートリーには、これらのレメディーをそれだけで実際の出産に関係づける多くの症状は記載されていないが、これらのレメディーの主な症状は、それらを第三の基本的周産期のテーマである「死一再生の戦い」に強く関連づける。

6.6.1　Lachesis muta：あなたは私のもの

　淋病状態から梅毒状態への変化は、ものの見方と態度を変化させる。

- 自信過剰
- 希望に満ちている
- 多動

Lachesisでは、自分自身に関するより肯定的な見方が、バランスが崩れると、歪められた形をとりうることがわかる。

- 高慢
- 自己中心的、うぬぼれ
- わがまま、利己的
- 妻や息子、夫に贈り物をしない
- 抑えがたい、ばかげた嫉妬
- 嫉妬による人殺し

　この結果、世界は脅威的な場所となる。

- 友達から傷つけられる妄想
- 自分に対する陰謀の妄想
- 毒殺される恐れ
- 傷つけられる妄想
- 敵に追跡される妄想
- 見張られている妄想
- 死の夢
- 誰かを殺さなければならない妄想

　自我への執着は、孤立を生じさせ、自我を失うことは絶滅を意味するという恐怖を産む。

- 見捨てられた妄想
- 人に嫌われている妄想
- 破滅させられる妄想
- 魂の幸福への疑い
- 死にそうな妄想
- 窒息への恐怖
- 出産中の意識不明
- 出産中の精神異常

Grofが報告した「死－再生の戦い」に属する暴力、火、性的特質、激しいエクスタシー、宗教等の要素はLachesisの中に容易に認められる。

- 火を見る妄想
- 好色、みだら
- 好色なせん妄
- エクスタシーを伴う饒舌
- 快活
- 宗教的な愛

　出産のこの局面では、最初に頭部が産道を通過し、強い収縮の感覚がある。臍の緒が首に巻きついている場合には、これはより強烈である。これらのケースにはヘビのレメディーがよいことを心にとどめておく必要がある。

6.6.2　Tarentula hispanica：忙しいクモの巣製作者

　暴力、性的特質、エクスタシーはTarentulaにも明確に存在する。

- せん妄、怒り狂う、うわごと
- 突然人殺しの衝動
- 好色な精神異常
- 快活

　危険な世界で生き残るために、Tarentulaは脅迫したりだましたりする。

- 接触に対する恐怖
- 猛攻撃を受ける妄想
- 死の前の苦悶
- 破壊的、狡猾
- 攻撃を受ける恐怖から身を隠したい欲求
- 病気を装う
- だます、ずるい
- 精神異常、破壊と死の脅威

出産過程におけるこの局面の典型的な激しい活動もまた、TarentulaにみられるC

- 多動
- 仕事に対する欲望
- 無益に忙しい
- 野性的なダンス

多くのより梅毒的なレメディーにみられるように、Tarentulaにも次の局面である「死－再生の経験」の症状、たとえば色に対する過敏性と、裸になる欲求がみられる（急性マヤズム参照）。

6.6.3　Platinum：トップの孤独

周期表における一連の重金属は、梅毒マヤズムのさまざまな様相に対するすばらしい洞察を与える。

- 2つに切られる妄想
- 首をつられ、絞め殺される恐怖
- 子宮出血で何かが起こる恐怖
- 出産中の恐ろしい考え
- 月経中に殺されたい欲求
- 出産中の不安
- すべてが狭すぎる妄想
- 血やナイフを見ることができない

これらすべての症状は、Platinumを、窒息、生命の危機、血の要素が存在する出産の推進の局面と強く関連づける。

- 助けを求める夢

ここで興味深い事実は、プライドが高く高慢であると思われている人が、助けを求めることである。周期表の重金属に従うと、人は孤立すればするほ

どますます助けを、友人を、援助の手を切望することがわかる。自我の結晶化と強化は人を強くするが、結果としてますます孤立させることにもなる。

- 拡大した妄想
- すべてが見慣れない恐ろしいものである妄想

　誕生直後のいくつかの感覚についての詳細は、急性マヤズムの章で述べる。

- 世界中のどこにも居場所がない、独りぼっちである妄想
- 見捨てられた感情；世界中でたった一人取り残されたように思う
- 評価されていない妄想
- 生きる価値がない妄想

　孤独の描写。

- 家族の一員でない妄想
- 恐怖の後の宗教性を伴う高慢
- 自己への過剰愛
- 自分が高貴な人である妄想

　強力な「自己中心的」要素は孤独感を増大させるだけである。
　優越感は多少は孤独の痛みを緩和させるが、一方ではさらなる孤独を産み出す。

- 怒り；友人をなぐる
- 愛する人を殺す欲求
- みんなが敵である妄想
- 死が迫っている妄想
- 殺される恐怖
- 最も楽しいことが不安になる
- 外陰部の官能的なうずきを伴う不安
- 宗教性を伴う残忍性、野獣性、非人間性

Platinumでは、「死-再生の戦い」の強い性的エネルギーがみられ、歪んだ形で表出されるかもしれない。戦いに勝つと、子供は子宮を去り、外部の圧迫は停止する。ここから私たちはPlatinumの拡大し、増大した感覚を理解する。去ったばかりの場所に対する嫌悪という支配的な感情と、再びそこに入りたいという制しがたい衝動との間で板ばさみになることが彼の病理である。このように彼の性的特質は情熱と攻撃性を含有し、パートナーを殺す衝動さえ持つ。

> **ケース33**
> 慢性不安症の29歳の男性で衝動的な攻撃性がある。彼のレメディーを見つけるのは困難であった。いくつかの成果のないレメディーの処方の後で、私は彼を前に「いったい君は誰なんだい？」と心の中で問うた。突然、自分が彼に比べ非常に小さくなるのを感じ、彼がPlatinumであることを悟った。このレメディーは、次のレメディーが必要になるまでの数年間有効であった。
> 彼の出産に関する情報は何もなかったにもかかわらず、おもしろいことに彼の言語は出産に関係し、出産過程の最後の局面に明確に向けられていた。「何かを突破しなければならない」。「大便の真ん中を通り抜けなければならない」。「頭で何かを通り抜けなければならない」。「自分が被害者であると同時に罪人だと感じる」

6.6.4　Aurum：責任感

- 窓から逃げ出す試み
- 出産中に自殺願望

症状とは、常に、健康を回復しようとしている生体のしるしである。たとえばAurumの自殺傾向という症状。個人の記憶の中では、それは産道での苦痛を終了させる死の瞬間であった。死の後には再生があり、やさしい母親の愛と心遣いがあった。

- 高慢
- 高い場所で悪化
- 評価されない妄想

- 友人の信用を失った妄想
- 見捨てられた妄想

　これは、重大な責任を負うことのできる、能力があり信頼できる人である。しかし、この自我の強さが彼の弱点ともなりうる。傷ついた名誉は、誇り高い、それゆえ傷つきやすい自我を示している。

- 敵に追いかけられる妄想

　外界からの危険が増大。Platinumはすでに敵に気づいていたが、Aurumは敵に追跡されているように感じる。

- 義務を怠り非難される妄想
- 成功できない妄想
- 自分が無価値である妄想
- 宗教的絶望感
- 祈り

　すべてが無駄に終わった命の戦いの最終段階に合致。

- 自己破壊へと増大する激しい苦悩
- 痛みによる絶望と自殺願望
- 死を考えると元気が出る

　Aurumは戦いに全力を尽くしたが最終的に敗れた。破滅の妄想、義務を怠った妄想、世界に適応しない妄想。すべての友人からの信用を失い、みんなに見捨てられた。痛みによる暴力と自殺願望。

ケース34
　誕生が順調で、明確なAurumの少年のケース。出産に関する情報は、レメディーの処方に必要ないばかりか、レメディーを示唆しない。しかし、問題が発生した出産の段階は、梅毒マヤズムの段階に合致する。唯一、産道を通

り抜ける推進の最終段階で、臍の緒が首に巻きつき、身体のほかの部位が出る前にまずはずさなければならなかった。

6.6.5　Mercurius：敵
- 説明できずに地獄の責め苦を受ける妄想
- 革命的無政府主義者
- 殺人の欲求；暴力をふるうことへの病的な衝動
- みんなが敵である妄想

今や世界は非常に敵対的なものになり、みんなが敵となってしまった。

- 自分の糞便を飲み込む

生まれる道中で、胎児は人体のすべての排出物に遭遇する——糞便、血液、尿、粘液。

- 腟の焼けるような痛み
- 火の夢

出産のこの局面では火の要素が強い。腟に強い焼けるような感じを訴える出産中の女性と同様、誕生を再体験する人は頻繁にこれを報告する。

- 夜間、腟内に生き物がはってくる妄想
- 恐怖の後に家から逃れたい

家から逃げ出す考えは、出産の実際の瞬間の予感であり、家は子宮の象徴である。Aurumも窓から飛び降り家から逃げ出す。この家の要素は、急性レメディーにおいてより強く、出産の激しい瞬間に属する。

6.6.6　Thallium：無力
- 痛みによる金切り声
- 自殺傾向
- 失った権力への執着（by ショートン）

6.6.7　Plumbum：硬化した
- 子宮内で、胎児の居場所がない感じ
- 緩和を懇願する
- 生命危機の妄想
- 周囲の人がすべて人殺しである妄想
- 殺される／毒殺される妄想
- 他人が近づくことへの恐怖
- 触れられることを嫌悪
- 彼に対する陰謀の妄想

　世界の敵意はPlumbumではいっそう増大する。すべての人が敵であるばかりでなく、彼らは陰謀を企てる殺人者でさえある。

- 友人と一緒にいたい欲求

　彼の硬化した孤立には、そうした誰か信用できる人、友人との接触への願望がまだ存在する。

- 身内の者を認識しない
- 人々が人形である妄想

　今や自我が非常に強力となり、外界とほとんど完全に遮断されている。

6.6.8　Bismuth：破産者
- 落ちていく妄想
- 子供のしがみつき；手をつなぐ

手は、人の心を安心させる、外界との接触の象徴である。周期表の一連の重金属を調べると、連続するレメディーに従って孤立がより深くなるのが容易にわかる。Plumbumは全く敵対する世界で一人の友人を探している。Bismuthでは、これが、ただ単に手をつなぐことになってしまっている。

●統治力の破綻者（by ショートン）

周期表の「金シリーズ」のこれらの重金属はさておき、産道の推進の光の中にさらにいくつかの梅毒レメディーが見える。

6.6.9　Arsenicum album：絶滅の恐怖
- 死の時が来た妄想
- 身体が腐敗する妄想
- 他人が彼を殺そうと陰謀を企てている妄想
- 触る物すべてが汚染されている妄想

最終的には皮膚さえ貫通し身体を腐敗させる、増大する危険という考えは、永遠の暗闇と死の孤独の原因となる。

- 全滅の妄想
- 首をつりたい妄想
- 火の夢
- 火の妄想
- 焼身自殺願望
- 焼けるような痛み

ケース35
　Moskowitzは『妊娠と出産に関するホメオパシーレメディー』の中で、娩出中に臍の緒がしっかり首に巻きつき、肩と身体がまだ内部に入ったままの状態で臍の緒をつまんで切断しなければならなかったArsenicumのケースについて述べている。生まれた子供は呼吸せず動かなかった。

6.6.10　Nitricum acidum：楽しみがない
- 迫りくる死の恐怖
- 不治の病の妄想
- 告訴された妄想
- 腟の焼けるような痛み

Nitricum acidum：このレメディーの淋病面についてはすでに述べた。彼は、だれかほかの人に彼の不幸な人生の責任があると信じている。だから彼はこの人物と法廷で争い、自分ではなく相手がパラダイスから追放され、地獄での生を申し渡されるべきであることを裁判官に明確にしようとする。迫りくる死、不治の病の恐怖。

6.6.11　Fluoricum acidum：愛着がない
- 何か恐ろしいことが起こる妄想
- 婚約は破棄されなければならないという妄想

　Fluoricum acidumには危険の印象がある。腟との関係は、Platinumと同様に、Fluoricum acidumにとって矛盾するものである。産道での推進は大きな恐怖に加え、強い性的刺激を生じさせる。一方では腟へ入ることを切望し強い性的欲望を持つが、もう一方ではパートナーとの関係は不安を生じさせ、婚約を破棄したほうがよいと感じる。

6.6.12　Cuprum：閉じ込められた兵隊
　Argentum nitricumとGelsemiumは、羊水中の胎便（予期による下痢）の症状を特色として、淋病から梅毒への移行で述べられた。羊水中の胎便に加えて仮死状態で生まれた場合、実際の死の脅威に、梅毒から急性への移行に近づき、OpiumやCuprumのようなレメディーが考えられる。

- 床に排泄された糞便
- 呼吸；新生児の仮死

　王子から乞食、囚人そして今や兵士へと。不安はあるが、産道で待ち受け

る死と隣り合わせの戦いの準備は整った。

- 妊娠中の疾患
- 妊娠中のせん妄
- 出産中とその後の不安
- 出産後の精神異常
- 腹部の痛みを伴う精神異常
- 火事を起こす恐怖
- 四肢；出産中の脚の引きつり

　Cuprumは戦いの準備をするが、出産過程の梅毒局面は戦場と共通点を多く持つ。戦いによる死の脅威がCuprumに軟便を生じさせる。Cuprumは明らかに「死－再生の戦い」に、梅毒局面にほとんど合致する。痙攣や喘息にみられる引きつりは、BPM IIIの特徴である。Natrum sulphuricumやMedorrhinumにおけるような淋病的喘息は慢性的苦痛をもたらすものであり、その急性の事態は梅毒的喘息におけるほど激しくはない。Cuprum喘息の発作は生死にかかわり、本質的に激しく、強度の不安を引き起こす。淋病的喘息の発作は生命を脅かすものではなく、一過性である。

ケース36
　非常に強烈でエネルギッシュな6歳の少年。手を握り締めて寝る。活動的で何でもやりたがるが、火を非常に恐れる。不正に非常に敏感で衝動的。世界全体が巨大な怒りを持って彼に対立しているかのように行動することがある。真っ正直。撃たれる夢を見る。テレビで人が苦しむのを見ると現場に行って戦いたがる。明確なCuprum像である。陣痛が激しくなり、出産が近くなったとき、母親は突然風呂場にひきこもりドアをロックした。みんなに消えてほしかった。これは自分自身の仕事である。他人による助けは我慢がならなかった。

- 仲間を嫌悪、人目を避ける
- 愛撫されることを嫌悪
- 逃げ出す試み

- 隠れたい欲求
- 他人が近づくことへの恐怖

子供が生まれたとき、彼女は短時間パニック状態に陥り、彼を抱こうとしなかった。彼女はまず、自分自身をコントロールする必要があると感じた。彼女にとっては一切が速く進行しすぎた。子供に対する責任感は、まず彼女に強さを取り戻す必要を感じさせた。

- 出産後の不安
- 自己コントロールを失う恐怖

ケース37

てんかん、再発する偽性クループ、入院するほどの窒息性喘息の4歳の少年。火が怖く、射撃と戦争ごっこが好き。

羊水には胎便があり、仮死状態で生まれ、脳に障害を持つ。Cuprumが示唆されたレメディーであった。

- 全般；子供の痙攣
- 喉頭と気管；クループ
- 呼吸；喘息、チアノーゼ
- 火事を起こす恐怖
- 大将である妄想
- 床に排泄された糞便
- 呼吸；新生児の仮死

6.6.13 Syphilinum：生物学的戦争

- 自分が汚れている妄想
- 疑い深い、迷信的、強迫性障害
- 常に手を洗う

梅毒では、環境による脅威が極端となり、自分が非常に汚染されているので、常に手を洗い、何かに触ることを避けなければならないという妄想を持

っている。出産の実際の状況は、赤ん坊は血液、粘液、尿、汗、糞便で覆われている。梅毒では、産道を推進するときの生命への危険は後の人生で彼が触れるものに関連している。なぜなら、他人の排泄物がすべてのドアノブ、水道の蛇口、握手、便座に付着しているかもしれないからである。

● 回復に対する絶望感

　実際の誕生の直前に、命を救いそこねた感情。

● 壁に頭を打ちつける

　あたかも自分自身に家から出ることを強要したいかのよう。頭を痛めつけることにより、実際の誕生以前の瞬間に自分を連れ戻す。なぜなら頭への激しい圧迫の後ではじめて、やっと苦痛が停止し、自分が生まれたことを覚えているからである。この見出しでは、Belladonna、Hyoscyamus、Arsenicum albumのような、より梅毒的で急性のレメディーをみる。

● 人殺しの欲求
● アルコール依存症

　Grofによると、アルコール依存症は特にBPM IIに分類される。梅毒レメディーのアルコール依存症は異なる性質のものである。疥癬と淋病では人は子宮の中での全一性を切望する。アルコールは麻薬や睡眠薬同様に、大洋感覚を与えることができる。
　苦痛から死と再生への移行は、梅毒の人々の記憶では突然起こる。梅毒性アルコール依存症や、その一線を越えようとするその他の（自殺的）手段は、より暴力的、破壊的な形をとる。
　疥癬と淋病では、宇宙と融合し、子宮中での大洋感覚を取り戻すためのゆるやかな自殺の手段を探し求める傾向が推察される。

6.7 梅毒から急性への移行

　急性マヤズムはそれ自体が移行であり、移行を梅毒マヤズムと急性マヤズムとの間に位置づけるかどうかは議論の余地がある。
　それぞれのマヤズムを経過していくにつれ、周期表から提示されるレメディーの原子番号が増加するのが観察されることから、今や放射性元素の領域にたどり着くことが予測される。これらの元素の特徴は、変容、突然の変化、崩壊、DNA、生と死、巨大な力の解放、放射、火、熱、減圧、超越である。それらは急性マヤズムの特徴と同様、梅毒の最終段階の特徴を持っている。破壊的で暴力的な部分は「死-再生の戦い」（梅毒）に適合し、変容と超越の概念は「死-再生の体験」（急性マヤズム；6.8参照）に、それらを位置づける。

　Radium bromatum と Plutonium nitricum（Jeremy Sherrによるプルービング）を別にすると、放射性のレメディーに関する情報はほとんど存在しない。

6.7.1　Radium bromatum
- 暗闇で一人になる恐怖、光と仲間がほしい

　Stramonium（急性マヤズム参照）のように。暗闇の中の孤立と危険な産道から光と仲間へ。

- 血の夢
- 火の夢
- 排尿の夢
- 自殺の夢

　出産における梅毒と急性の両方の段階に属する。

- 千里眼の夢

- 予言的な夢

　超個人的（トランスパーソナル）な特性は、Grofの描写する、誕生の体験後に新しい意識分野が開けることと合致する。

6.7.2　Plutonium nitricum

- 口中の血の夢
- 堕天使の夢
- 戦い、戦争の夢
- 半獣半人である夢

　動物領域（梅毒マヤズム）から人間領域（急性マヤズム）へ（7.4.5と7.5.4を参照）。

- タントラ的体験
- 超個人的（トランスパーソナル）体験

　自我の限界の超越を示す。

- 長く引き伸ばされた妄想

　長期間の強い圧迫による身体感覚であるが、同時に、拡張期の丸まった姿勢の後に産道で伸びをする赤ん坊の生物学的な事実でもある。

急性	
基本的周産期	BPM IV
母/子の関係	分離と再結合 申し分のない乳房
出産過程における段階	共生状態の終了
神話的表現	死-再生の体験 フェニックス（不死鳥） 復活
病的な感覚	崇高さの妄想 急性の危険
予想	達成

6.8 急性マヤズムと「死－再生の体験」

BPM IV：母親からの分離
（共生状態の終了と新しい関係の形成）

概念：急性
- 浄化の熱
- 突然の変容
- 聖なるものとの再結合
- 死後の生命
- 焼ける巣の中のフェニックス
- もはや限界はない
- 大きな減圧
- 空間の拡大
- 傷つきやすさ
- 「申し分のない乳房」
- 保護

　Grofはこの体験を「死－再生の戦い」の後の「死－再生の体験」と呼ぶ。すべてが失敗したように思えたとき、自我が死ぬとき、燃える巣の炎に飛び込み、火の熱で孵化し再生するフェニックスのように、不意に新しい命の誕生の瞬間がくる。これは突然にやってくる。すべての限界と圧迫が瞬間的に消え去る。

Grof：「大きな減圧、空間の拡大……放射する光と美しい色……再生と救済の感情；人生が単純な道であることの理解；感覚の強化；兄弟感覚；博愛的傾向と慈善の傾向；ときに躁病的な活動性と誇大妄想的な感覚……」

関連する精神病理学的症候群（Grof）：「統合失調症（死－再生の体験、救世主の妄想、世界の破壊と再建の要素、救済、キリストとの同一化）、躁病性症候、女性の同性愛、露出症」

浄化の熱を伴う突然の変化という概念は、高熱を伴う急性疾患を思い起こさせる。急性マヤズムから危機が開始し、疥癬から淋病へ移行し最終的に梅毒へ移行（Sankaran）するのではなく、私たちの生命のすべての危機の青写真である出産の危機（Grof）は、急性は最後に位置づけられなければならないことを暗示し、このように変容というものを表す。それは突然の変化で終了する慢性過程である。生命を循環するものと、永遠に回る車輪とみなすと、この見かけの議論を終了させることができ、急性は前のサイクルの終点であるとともに次のサイクルの始まりでもあるといえる。

産道から出た直後に、最初の吸気（in-spiration）がある——霊体が肉体によって引き入れられる。

絶滅の体験から最後の瞬間で逃れたという話を高熱中の夢として多くの人から聞いた。これは明らかに急性レメディーに密接に関連する。特に何か大きな転がる石のようなものがどんどん近づいてきて完全に押しつぶされそうになると考える子供において。

火の要素は、変容と組み合わさり、「クンダリーニの火」のヘビにもみられ、それは、脊髄の基底部にとぐろを巻いている状態から高位のチャクラに上昇する。また、エデンの園の邪悪なヘビから悟りの神聖なヘビへと、ヘビのイメージがどのように変容するかみてみるのも興味深い。
同様の類似性が、新生児が光の中に生まれ出てくる実際の状況と、光を見るという神秘主義の観念との間に存在する。

子宮を去った直後には、光、空間、自由がある。ここで、きわめて重大なのは、新生児がどのように受け入れられるかである。温かさ、保護、愛、気遣いがあるときは、この段階では病気の原因は存在しない。「申し分のない乳房」を体験し、これは「心地よい子宮」の記憶に結び付いている（BPM。、マヤズム以前の状態）。しかし、もし新世界への最初の経験が、冷たく、食べ物もなく、敵意のあるものであれば、そこに共通の分母として急性という性質を有する薬物像の源をみる。高熱（焼ける巣）を伴う子供の急性疾患は、この体験の終了か深まりとしてみることもできる。子供はこれらの出来

事を経験することを許された場合、目覚ましい発達を示すという観察は、急性は個人の完全な肉体化を助けているという考えを支持する。

ここで急性マヤズムの意味を明確にしなければならない。ハーネマンは§73で急性疾患を3種類に分類している。疥癬の勃発、流行病、突発病。彼が急性疾患と定義する突発病は、異なる場所のいく人かの人々を同時に攻撃する。一方、流行病は同じ場所の多くの人を同時に侵す。これらすべてのケースにおいて、急性レメディーは補完または介入レメディーとして指示され、急性を経過する個人に対して上述した変容の効果を持ちうる。私が急性マヤズム体質について話す場合、急性レメディーを根本レメディーとする人々を意味する。彼らの急性は、彼らの慢性の急性状態の勃発である。それは、本来一つの状態であり、異なったマヤズム内でのサイクルの一時的表現や流行病の一過性の状態ではない。

6.8.0　急性レメディー

われわれの知るレメディーのなかで、子宮を去るときの急性の瞬間に合致するレメディーが、主に毒性の高い植物レメディーである事実は興味深く、Stramoniumは出産の瞬間という観点からみて、その症状群のなかに最も豊富なイメージを持つ。イニシエイションの儀式で使用される聖なるシャーマニズム的な物質も考えられ、その多くがホメオパシーで完全にプルービングされるに値する。周期表の物質で急性マヤズムの概念に合致するものは、uraniumのような放射性元素である。動物の領域では、熱と火を伴い急性の疾患を生じる動物（たとえばApis）、または、かみつかれると命取りとなる動物（再び、クモ、ヘビ、サソリ）が考えられる。

6.8.1　Stramonium：荒野での孤立

● 家が火事になっている妄想

　　フェニックスの焼ける巣のように焼ける腟。

● トンネルに対する恐怖

　　産道と死の瞬間に経験されるトンネルの両者を象徴。

- 窒息しそうな妄想
- 死にそうな；死にゆく；死んだ妄想
- 墓の中にいる妄想
- 暗闇に対する恐怖；光への欲求

墓場の暗闇から生命の光へ。

- 半身が生きていて、もう半身が埋められている妄想

半身が産道にあり、半身が広々とした空間に出てきた乳児。

- 落ちていく妄想、しがみつき助けを求める

実際、乳児は産道から落ち、ぬるぬるしているので簡単にはつかめない。

- 拡大した妄想

減圧による。

- すべてが変化した妄想
- すべてが新しい妄想
- すべてが見慣れない妄想
- 顔が見える妄想
- 声が聞こえる妄想
- 触られる妄想
- 2人の未知の人間が話しているのが聞こえる妄想

ダディーとマミー？

- 自分が純粋である妄想
- 自分が裸になっている妄想
- 自分が盲目である妄想

この時点までは新生児の感覚に病的なものはない。しかし、「申し分のない乳房」の体験に欠け、温かさがなく、保護されず、ケアと愛がないと、乳児が突入したこの新しい世界は荒野であり、乳児はそこでは完全に無力で、野獣の餌食となることを防げない。

- 荒野にいる妄想
- 常に独りぼっちの妄想
- 見捨てられた妄想
- 孤立の感覚
- 傷つけられる妄想
- 食い尽くされる妄想
- 殺害される；殺され、焼かれて食べられる妄想

Stramoniumの妄想が、出産過程の最終局面の際立って正確な描写を与えることがわかる。臨床においてこのレメディーは、確かに、鉗子分娩や臍の緒による窒息等によるトラウマ的出産に根ざす心理的な疾患の主要レメディーに属する。

ケース38

常に泣いている7週目の女児。落ち着きがなく驚きやすい。緑色の体液の損失とCTG（心拍陣痛図）上の心拍数の低下により、出産は誘発分娩であった。その結果、いっそう心拍数が低下するとともに、非常に収縮が強烈となった。吸引が行われたが、何回も失敗に終わった。最終的に鉗子と圧迫により引き出された。Stramoniumはただちに子供を静めた。

- 傷つけられる妄想
- 恐怖からぎくっとする
- 子供が泣く
- 絶え間なく泣く

ケース39

喉、副鼻腔、膀胱、腟の感染を繰り返す16歳の少女。何度もめまいと吐き

気で苦しむ。暗闇とクモが怖く、死と事故の悪夢を見る。
　CTG上、低心拍のため、出産は誘発で、収縮の連続であった。子供の心拍は非常に低く、悪い状況であることは確かであった。出産を早めるために吸引された。誕生後、彼女は数日間泣き続け、なだめることは不可能だった。Stramoniumが彼女の感染と恐怖を治癒させた。

ケース40
　43歳の男性。彼は非常に繊細であるが、ときとして非常に攻撃的で破壊的になる。彼にとって人々は脅威となりうる存在である。彼は違和感、見知らぬ感じを抱き、部外者であると、独りぼっちで孤立していると感じる。
　自分の出産に関して、彼はすべてがかなり手荒になされたことを知っている。助産師が彼の頭を乱暴に引っ張り出し、後に助産師は頭の形を整えなければならなかった。Stramoniumが彼を落ち着かせた。

　しかし、Stramoniumの霊的な側面の徴候もみられ、それは「死－再生の体験」にもみられる。「ときとしてStramoniumの患者は非常に高貴な感じを持ち、エネルギーがほとばしり、神と近づいた感じを持っている」(Bailey)。

6.8.2　Belladonna：熱く野性的
- 家が火事になっている妄想
- 家を火事にしたい
- 死の時が来た妄想
- 二つに切られる妄想
- 二つに分離される妄想
- 身体が太ももの間に沈み込む妄想

　ちょうど母親の太ももから生まれた新生児のように。

- 家から離れている妄想

　家庭は子宮の象徴。

- 巨人が見える妄想

乳児にとって周囲の大人は巨人にちがいない。

- 顔が見える妄想
- 身体が拡大する妄想
- 見慣れたものが見慣れないものに見える妄想
- 岩になった妄想

再び、出産の瞬間を描くすばらしい症状である。私は慢性および急性マヤズムは、Grofが分析したように、出産の体験とどこか関連していると思っていたが、最も信頼できる解説書の各マヤズムの症状で確認しようとして、ホメオパシーで知るようになったこれらすべての、すばらしいレメディーの雄弁さに、ただただ圧倒されてしまった。

- 傷つけられる妄想
- 殺される妄想

これらの症状は両方とも「死－再生の体験」の直前の瞬間の名残りであると同時に、「不快な乳房」の体験をも表している。新しい家は安全ではない。

- 魔術師である妄想

Belladonnaには形而上的な側面もある。「Belladonnaの人は頻繁に、魔術の能力やサイキックな能力があると感じる……彼は強烈なインスピレーション、熱意の気質がある……形而上的な事柄やサイキックな事柄に関する妄想があり、サイキックな力があると信じている」(Bailey)。
MoskowitzはBelladonnaを、神経学的な問題を有する新生児や、目を開けてじっと見つめ、瞳孔が散大し、頭や体が熱く、手足に落ち着きがなく、痙攣のある新生児のケースに有用なことを示唆している。母親に関しては、彼は、Belladonnaは熱く赤い顔、散大した瞳孔、鋭い眼光、あるいは破裂するような頭痛を伴う、熱く鮮紅色の激しい急性出血に有効であると述べている。

6.8.3　Aconite：広場恐怖症
- 死にそうな妄想
- 窒息への恐怖
- 狭い場所への恐怖
- トンネルへの恐怖
- 出産中の死の予感
- 頭が大きすぎる妄想
- 人混みや公共の場所での恐怖

　産道を去った後で乳児が突入する空間はとてつもなく大きい。この新しい空間が危険なものとして体験されると、広場恐怖症になるかもしれず、広い世界に対する恐怖を象徴している。

- 家から離れている妄想
- 膨張した妄想
- 小さくなった妄想

　膨張した感覚は減圧の結果であり、小さくなった感じは圧倒的で危険な世界との比較によるものである。

- 新生児の不安

　Moskowitzは、Aconiteは目を見開いて（おそらく恐怖から）見つめるが、心臓の動きは非常に弱い新生児や、暴力と不安を伴う産後の突然の激しい出血に有効であると述べている。

6.8.4　Opium：ショックを受けた
- 呼吸；新生児の仮死
- 直腸；恐怖による下痢

　これら二つの症状は、助産師と産科医にとってOpiumを重要なレメディーとしている。さらに興味深いことに、植物opiumから抽出された物質の一種

はメコン酸と呼ばれている（訳注：「meco」は「胎児」を意味する）。

- 人が彼を処刑したがっている妄想
- 刺し殺される妄想
- 妊娠の後期で中絶される恐怖
- 臆病

急性の危険の予感が、彼らの語るところによれば、彼らから大便を脅しとる。

- 死の感覚
- 火を見る妄想

両方とも強烈に、「死－再生の体験」に表れる（Grof）。

- 身体が拡大する妄想
- 膨張した妄想
- 接触の妄想
- 恥知らず
- 家から離れ、戻らなければならない妄想

前述したほかの急性レメディーを思い起こさせる症状。

- けがのショックによる苦痛
- 他人にしがみつき、つかむ
- 分娩時の痙攣中のつぶやき

恐怖によるショックを示す。

- 慈悲心
- 至福の感情
- 天国にいる妄想
- 何も望まない

超自然的体験、再生、聖なるものとの再結合や心地よい子宮の記憶を表す。

ケース41

9歳の少年。慢性の難聴、遅いしゃべりはじめ、緩慢な理解を伴い耳の感染を繰り返す。9年間、治療を休んだ期間もあるが、この少年はホメオパシーレメディーを使用した。私も、そして私が助言を求めた同僚も、このケースはお手上げであった。いくつかのレメディーが与えられ、最も有効であったのはBaryta sulphuricaであった。結果が悪くて、金属管が3回鼓膜に入れられた。最後は、扁桃全摘除と腺切除も併せて行った。

母親と、妊娠と出産についてケースを再考した結果、新しいレメディーが思い当たった。この3回目の妊娠中に母親はひどく疲労していて、睡眠時間が多かった。彼女は鈍重な感じがした。体重は23kg増え、ほかの妊娠以上であった。ほかに驚くべきことは、性的な想像が多く、異常に強烈なマスターベーションの衝動に襲われたが、一方、性交への欲求は妊娠前と同様であったことだった。

- 睡眠；抗しがたい眠気
- 全般；肥満体
- 好色な好み
- 女性生殖器；マスターベーションの性癖

出産は最後まで特に何事もなく進行した。痛みは極端にひどくなった。彼女は痛みから甲高い声をあげたが、それにもかかわらず強烈な至福の感情を体験した。

- 痛みによる金切り声
- 至福の感情

痛みのせいで、骨盤をリラックスさせることは難しかった。最終的にリラックスさせることができたとき、子供が青くなって生まれ、ちょっとの間に助産師は胎便にまみれてしまった。

- 呼吸；新生児の仮死
- 直腸；恐怖による下痢

　彼女は今でもはっきり思い出すが、生まれて2日目に彼が突然泣き叫ぶのを聞いた。彼女が走っていくと、子守が彼を入浴させていた。彼女はお湯が熱すぎるように感じた。子守はそうは思わなかった。しかし、今日まで子供はシャワーも入浴も常にぬるめを好んだ。

- 全般；熱い/温かい入浴で悪化

　これらの新しい情報とともに、ほかの症状はOpiumの処方を指示しうるものであった。彼の眠りは非常に落ち着きがなく、睡眠中に話したり、歩き回ったり、いびきをかく。最初の年はマスターベーションが多かった。彼は常に陽気でよく笑う。

- 聴覚；不良
- 鼻；閉塞
- 緩慢さ
- 睡眠；落ち着きがない
- 睡眠中の会話
- 夢遊病
- 呼吸、いびき
- 鈍さ
- 男性生殖器；マスターベーションの性癖
- 陽気
- 笑い

6.8.5　Hyoscyamus：一体になることへの欲求

- 出産中のせん妄
- 出産中の性的欲望の増大
- 出産後の精神異常
- 物や家に火をつけたい
- クジャクを追いかけている妄想

　出産を再体験するイメージの一つは、虹とクジャクである。クジャクと虹の色は変容を表す。

- 牛の糞、泥、唾液をなめる
- 尿、糞便、牛の糞に関する言葉を頻繁に使って話す
- エロチックな精神異常；裸になりたい

　われわれの本では、Hyoscyamusには恥じらいのなさがあると考える。これは、患者の行動を判断する観察者としてのわれわれの状態の描写であって、患者の状態の描写ではない。患者は裸になりたがるが、彼の記憶では、それは、誕生直後に体験した一体化を再体験するために欠くことができない条件であるからである。彼ら自身は自分の衝動を非常に恥ずかしく感じることが多い。これらの衝動は赤ん坊に対する暴力となる場合もある。

> **ケース42**
> 　Hyoscyamusを何年もとり、今や治癒した私の精神病の患者は、赤ん坊を誘拐し、性的に虐待し、しまいに彼らの頭を壁に打ちつけたいという欲望を感じることを語った。これらの欲望は、彼女が赤ん坊であったときの自分自身の内的体験の外部への投影、または彼女のインナーチャイルドの比喩と考えられる。性的暴力と人殺しの衝動の組み合わせは、彼女を出産の最終段階である、梅毒から急性マヤズムへの移行段階に位置づける。頭を壁に打ちつけるという観念がこれを証明する。
>
> - 壁に頭を打ちつける
> - 出産中に増大する性的欲望

- 殺人の欲求
- 結婚式の妄想

　Hyoscyamusは愛する人と徹底的に一体になることを非常に強く望む。彼らにはそうした接触を感じることが必要なのである。彼らにとって、それは生死にかかわることである。ある意味で彼らは、母親に依存し母親なしでは何もできない赤ん坊のように、そうした面では傷つきやすく、人に依存する。Hyoscyamusは完全にほかの人の中に存在することを、境界を感じないことを、一つであることを欲する。過激な性的行動は、欲する一体感を得るためにはあらゆる手段を講じることを表している。

- 盲目である妄想
- 間違った場所にいる妄想、家に戻りたくない
- 傷つけられる妄想
- 見慣れた場所が見慣れないように感じられる妄想

6.8.6　Veratrum album：救世主

- 妊娠中の高慢さ
- 出産中である妄想
- 世界中が燃えている妄想

　新しい鳥を誕生させるためにはフェニックスの巣は燃えなければならないように、黙示録では「新しいエルサレム」が大地に降りくる前に、世界は燃え尽きなければならない。

- 権力に支配されている妄想
- 神と対話している妄想

Grof：「救世主の妄想、世界の破壊と再建の要素、救出と救済、キリストとの同一化」

　このイメージに合致するレメディーはVeratrum albumである。

私たちにわかることは、Veratrum albumは、霊的変容の諸相と非常に強い関連を持つということである。治療を要するほかの状態と同様、間違っているのは直観それ自体ではなく、日常の現実と直観との混乱である。

　何年も前に、Grofのワークショップに参加したときに、全く思いがけず私自身が誕生の再体験をした。ホロトロピックセラピーと呼ばれている呼吸による方法では、何が起こるかは全く予測できない。
　突然私は海のイメージを見た。水の中で、美しいクラゲやそのほかの色鮮やかな海の生物（最初期の結合；マヤズム以前）を見た。
　次に状況が変わった。プールの底に横たわり、ギリシャの女性がプールの縁でダンスしているのを見ていた。私は自分の四肢が鎖で縛られていることに気づき、動いたり呼吸をしたりできなかった（出口がない；淋病）。それから、この状況にはもはや耐えられなくなった。非常な努力でそうした状態から逃れようとし、全身が弓なりにそり返った（「死－再生の戦い」；梅毒）。次に、私自身が産道を滑り落ちるのを非常にリアルに感じ、その過程で何人かの神聖な存在が出口で待っているのと遭遇した（「死－再生の体験」；急性）。

　まるでVeratrum albumは彼の記憶のなかに、神聖なる存在とのそうしたつながりをありありと持っているかのようである。まるで彼はまだその瞬間に生きていて、それを現在の状況に投影するかのようである。そして、その、出産体験のある部分にどういうわけかいまだにとどまっているという考えは、Grofによれば、私たちの全部でないとしても、多くの者にとって真実であるらしい。その特別な部分は、コア体験であり、私たちの人生の青写真であり、そして、そのイメージを活性化させる、私たちに自分のこうした面の完全に意識的な体験の機会を与え、それによって私たちがより自由で創造的になることを可能にする、その後の人生におけるすべての出来事である。

● 自分自身の糞便を飲み込む
● 衣類を切り刻む

　新世界の創造の前には破壊が、私たちの真の姿を覆っているものの破壊が

必要である。

- 髄膜炎になって家を逃げ出す試み

  再び、子宮を去る象徴。

- 目、耳、口が不自由な妄想

  まだ感覚器が十分発達せず、自分自身を表現できない乳児のよう。

- 出産後の躁病における陰うつ
- 出産後の無恥
- 結婚の考えに取りつかれている

彼らはHyoscyamusのように一体になる必要があり、神聖な結婚を取り戻す必要がある。

6.8.7　Uraniumシリーズ

ジャン・ショートンは、FranciumからPlutoniumやその先に及ぶUraniumシリーズと呼ぶ元素について、以下のテーマを予測する。

- 魔術師、預言者、シャーマン
- 未知のパワー
- 世界、宇宙
- 直観、千里眼
- 老人

プルートは古代の黄泉の国、ハデスの神である。彼はデメテルからペルセフォネを誘拐した。ゼウスがプルートにペルセフォネをデメテルのところに戻らせることを強制すると、プルートはペルセフォネに、毎冬彼女を彼のところに戻ってこさせるリンゴを与えた。この物語は、アダムとイブが悪魔を象徴するヘビからリンゴをかじるように誘惑され、パラダイスを失った物語と似ている。

放射性元素では、円環が閉じているかのようである。Plutoniumのような最も重い元素は、Heliumのような軽い元素を放射する。黄泉の国はパラダイスと出会う。途方もない力と光は、これら黄泉の国の元素の暗い核に隠されている。このエネルギーは、個人のレベルと宇宙的レベルの両方における創造と変容に、あるいは破壊に使用されうる。選択と責任は私たちにある。

　Plutonium nitricumのプルービング（Sherr）による以下の症状は、これらの2種類の選択を示す。

- 地球が爆発するのが見える妄想
- 世界に絶望している
- 黙示録的な、世界を救う夢
- 明るさと暗さのバランスをとる妄想
- 死の夢；生、死と死後の生命
- 生まれたばかりのように感じる妄想
- 大きな愛を感じる夢

7 マヤズムと個性化の過程

　私が出産過程とマヤズムの類似性を確信したとき、新たな疑問が生じた。出産過程を分析すると、それは明白に進化の過程を表していることがわかる。類似性は、マヤズムも進化過程と関連していることを暗示している。マヤズムの連続——疥癬から淋病を経て梅毒へ——は、しかし一般的には悪化と理解される。これら2種類の観察は互いに矛盾してみえ、この矛盾が明らかにされなければ、私が提案したマヤズムと個性化の過程の関係はまるきり正しくないと結論づけなければならないであろう。これら2種類の観察は、どう結び合わされるのか？　もし存在するとすれば、この見かけの矛盾の橋渡しをする、より広い視野は何なのか？

　本書の序章で、私は次の質問を持ち出した。疾患とマヤズムは、私たちが「私たちの存在の高次の目的」(『オーガノン』§9) を実現するのを妨げる、というのは真実か？　疥癬から淋病、そして最終的に梅毒に至る方向は確かに悪化なのか？

　多くの人は、病気が治癒すると以前より確かに健康になる——ホメオパシー治療ではなく、アロパシー治療によってさえも、あるいはアロパシー治療にもかかわらず。ここでの健康は、病気になる前よりも後のほうが、彼らの存在の高次の目的をより達成できることを意味する。疾患に対処しながら、私は、以前の状態を取り戻す代わりに新しい状態が創造されるのを感じる。これは『オーガノン』§9を見直す必要があることを意味する。見方によっては、疾患は私たちが人生の高次の目的を達成することを妨げることが明白である。だが、より広い視野で見ると、逆に、自分の存在の高次の目的を達成しないことが私たちを病気にさせる、ともいえる。

　疾患は、私たちが人生の高次の目的を果たすことを妨げることもあり、また、人生の高次の目的を果たさないことから疾患が生じることもある。

疾患は、私たちの人生が本来の軌道からそれている事実に気づかせてくれるということがわかったとき、私たちはそれを違ったふうに表現することも可能である。

　疾患は、人生の高次の目的の遂行に必要な変化を与える。

　私は、マヤズムに関する私たちの理解を変化させ、拡大させる必要があると考える。この認識の変化は、一連の健康状態の低下の段階としてのマヤズムと、マヤズムが必須の役割を演じる人生というものに対する進化論的な見方との見かけの矛盾を統合するものでなければならない。

　人生は過程であり、この過程のさまざまな局面を通り過ぎることは自然である。これらの段階のどこかで問題が生じたときに症状が生じるが、その徴候に気づいて相応に行動するや、症状は消失する。そこには過程があり、過程が妨害されると疾患となる。マヤズムに関して私たちが理解すべきことは、ハーネマンによって公式化されたかぎりでは、疾患の状態のみを描写しているということである。ここ10年間における疾患と健康状態を調べることによって得られた洞察により、私たちはマヤズムを人類の個性化の過程のそれぞれの局面と関連づけることに成功した。これにより、各マヤズムが生命過程のどの局面に相当するかを知ることができる。各マヤズムは、それが関連する生命過程の局面の妨害による疾患に照応する。

　マヤズムは進化の過程における各段階の影の部分である。

　私は、進化の過程にある人間がその過程を最後まで生きぬけるようにマヤズムに遭遇することは全く自然であり、おそらく不可避で不可欠でさえあろうと仮定する。それ自体は疾患と何の関係も持たず、自然な個性化過程であるそれは、健康、成長、変容であり、生命の、生成の、誕生と死の、循環に属する。

　これはかなり大胆な発言に思われる。マヤズムの必要性論は、マヤズムは人類に対する呪いのようなものであるという支配的な概念と完全に対立す

る。マヤズムは、私たちが真の自分になる過程で必要なものなのである。生成の過程にあるかぎり、私たちには、ありとあらゆる対極的なものが必要なのである。マヤズムは私たちに、私たちが自分の無敵さとつながるための助けとなる戦いを提供する。それらは私たちに、自らの魂の光を再発見させるための暗闇と、自らの永遠なる存在の不滅性に対する"気づき"をもたらす破壊を提供する。

これらの局面を通過するなかで何かがうまくいかない場合、過程が進めば進むほど深刻な結果をもたらすかもしれない、と私は考える。これは個人的レベルでも超個人的レベルでも真実である。これがゆえに、私たちがこれらの段階の影の部分（またはマヤズム）だけを見た場合に、各マヤズムが疾患のより深いレベルを表すように見えるのである。

これを簡単な例で説明しよう。山に登るとき、山の下方の道でつまずいても、おそらくたいしたことはない。しかし頂上近くでつまずくと、自分や仲間にとって非常に深刻な結果となりうる。

ほかの例をあげれば、田舎の普通の労働者に何か悪いことが起こっても、王様に同様のことが起こるより、その国や人々にとって、はるかに重要性は小さい。

人生のそれぞれの段階の移行には、責任、能力、創造力の増大が伴い、個人の状態の影響も自分自身と全体の双方において増大する。よい小作人は家族に幸運をもたらし、働きの乏しい小作人は妻と子供に貧困と飢餓をもたらす。よい王は国全体に繁栄をもたらし、錯乱した王は災いをもたらす。

火遊びが好きな政治的リーダーは、子供のマッチ遊びによる小さな災いと比較して大規模な災害を起こしうる。

社会では、人の不品行は、一般にその人の社会的な地位に比例した影響力を社会全体に及ぼす。個人が自分自身および自分の住む社会の健康に与える影響は、成長に伴って増していく。どのように自分に与えられた力を用いる

かにより、これは非常に望ましい結果をもたらしたり、大きな災いをもたらしたりする。個人の健康というレベルでは、不均衡は深刻な疾患を増大させる。そのために、高次の心理的成長段階に照応するマヤズムが深刻な疾患を生じさせるのである。

　進化の高次の段階での不均衡は、大きな結果をもたらす。ゆえに、照応するマヤズムは疾患のより深い状態を表す。

　個性化の過程における異なる局面を検討する前に、これらの局面を分析するに際してのさまざまな角度や、この進化の過程の開始点である状態をみてみたい。

7.1 個性化以前

私たちが個性化の過程に突入する開始点を要約するのに適切な言葉は、"パラダイス"である。これは、永遠の子宮内住居とも呼べる。温かさの感覚や、無条件に気遣われている感覚、宇宙全体との一体感で特徴づけられる状態である。欲望や満たされるべき必要性などは存在しない。それは、母なる自然により豊富に与えられる体験である。

7.1.1 ユング心理学

ユング心理学は、個性化の過程を記述するにあたって、ホメオパシーのマヤズム理論に対するより深い理解を得るための非常に有用な道具を提供している。すなわちマヤズムは病的状態を表し、障害とそれが正常な心理的発達の道に及ぼす影響を示す。

個人が霊的成長を遂げるにつれ、彼の意識領域下から創造力が沸き上がる。これらの表現力、創造力の増大により、過程における大きな障害の影響はますます深刻になりうる。マヤズムは過去2世紀にわたって語られてきたように、道で私たちをつまずかせる障害物のことをいっているにすぎないのに、あたかも道自体が悪いのだと思わせる。しかし山の頂上に近づくにつれ、登り方に上達する必要があり、さもないとより深刻な誤りの結果となる。これらの障害、疾患、マヤズムの機能は、私たちが道を見失っている事実、またはこの軌道を進んでいくためには変化が必要であるという事実に、私たちを気づかせることにある。この軌道とその個々の段階を明らかにし、そのおのおのとマヤズムとの関連について述べるためにユング心理学を使用する。

個性化の過程	関連マヤズム
ペルソナ、人格特性	疥癬
影、無意識の探求	淋病
マニアとアニムス、母神と老賢者	梅毒
自己実現	急性

7.1.2 神　話

　神話も個人の生命状態を理解するのに役立ち、ホメオパスの立場では最同種レメディーを見つける鍵となる。たとえば、ユダヤ教とキリスト教では、誕生過程とマヤズムの両方において輝かしい比喩をみる。問題の、個性化の過程の異なる局面のそれぞれを、神話の主人公の生涯の対応する一区切りにちなんで名づけた。すなわち、出発、下降、上昇、調和である。世界中で、ヒーローの冒険は皆同じパターンに従っている。世界からの分離があり、ある力の源への侵入があり、生命力を高める帰還がある。

　この人類の旅が開始される前に"パラダイス"がある。これはマヤズム以前の局面であり、そこでは、すべてが調和している。人はまだ純情であり、無知であり、個別化していない。

　王子や王女は、マヤズム以前の局面と関連している。必要なものはすべて与えられ、苦労も、義務も、責任も存在しない。

神話的旅	関連マヤズム
"パラダイス"からの追放、堕天使、ルシファー	疥癬
地獄での苦しみ、黄泉の国、ハデス、悪魔	淋病
「死ー再生の戦い」、ドラゴンの殺戮、はりつけ	梅毒
「死ー再生の体験」、フェニックス、復活、仏陀	急性

7.1.3 各分野

ホメオパシーにおける自然界の各分野(鉱物、植物、動物、人間)の学問的に深い探求が、the Israeli School of HomoeopathyのChaim Rosenthalによってなされた。この探求に、本書で述べたこととの多くの興味深い関連をみる。

一生をホログラムとして描くと、各分野はほかのすべての分野の象徴であり、そして、各分野は各マヤズムと関連を持つことも理解できる。本書では、各分野とそれに照応するマヤズムとの主な関連に限定して述べる。

分野	要素	関連マヤズム
鉱物	土	疥癬
植物	水	淋病
動物	空気	梅毒
人間	火	急性

7.1.4 特　性

　マヤズムのより完全な像を得るためには、照応する進化の各段階を通過する際に私たちが発達させる特性を描写しなければならない。ホメオパシーでは、過程が障害されて困難な事態になったときに人がどのような種類の問題に直面するかが知られている。これらは、各ホメオパスが日常の臨床で遭遇し治療に努める疾患である。しかし、私たちがこれらの障害を取り除くうえで探している宝石は何であろうか？

　マヤズム以前の局面から私たちが持っている特性は、天真爛漫、平和、欲望からの解放と満足である。それは基本的な信頼の感覚である——あなたに何が必要であろうとも生が与えてくれるという確信と信頼である。これらは受動的な特性である。そこには、それらの発達に必要な過程というものがなく、パラダイスの体験の必要条件があるにすぎない。

　個性化の過程における各局面について述べたい。最初は「出発」、次は「下降」、「上昇」、最後は「調和」である。各局面で、以下の関連項目をみる。マヤズム、神話、分野、特性。

パラダイス

関連マヤズム	マヤズム以前
出産の比喩	最初期の結合 心地よい子宮 出産以前の結合
神話的旅	パラダイス、王子ゴータマ
個性化の過程	無形
特性	天真爛漫、平和、欲望からの解放、満足
自己認識	無自己
病的な感覚	アイデンティティがない、無限
予想	無かつすべて
態度	自由に漂う
人生での役割	王子
分野	物質以前

7.2　出　発

　神は宇宙を創造し、絶対的なものは相対的なものにおいて自らを表現し、一なるものは多数になり、精神は物質を創造する。創造された人間にはおおまかに2種類の選択がある（これはたぶん、今まででいちばん短い創造の物語であろう！）。

　一番目は、"ただ存在する！"ことである（あなたがこれを読み、私がこれを書いたという事実は、私たちのどちらもが無為すなわち"ただ存在する"ということに成功しなかったことを示す）。個人の個別性を意識すると同時に、全宇宙と一つであることを意識する。分離や出発なくして部分であり、個別の感覚を失うことなく全体である。世界中の神秘家が私たちにそう語るが、たぶん彼らも、後からこれを発見したのであろう。最初に二番目の選択をし、その二番目の選択の結果が最初の選択を引き受けるという結果に到達した後で。要するに、道はなく、道をたどることにより私たちはそれを見いだす。

　二番目の選択は、"なる！"ことである。"なる"ことにおいて、源から分離しているという妄想が、どこかに行き、存在するために何かをなし、未来に何かを実現するために戦わなければならないという妄想が埋め込まれる。未来は永遠であり、その最も小さな部分でさえも永遠である。その意味は「存在はこの瞬間である！」ということである。私たちはもはや神の一部ではなくなったので、パラダイスから出た。私たちは出発し〔訳注：英語で「departed」（出発した）は「de-part-ed」（部分でなくなる）の意〕、一つであるという自覚を失った。神話では、主人公の旅立ちである。この分離の妄想は、自我と呼ぶものの核である。この妄想がなければ自我は存在しない。

　パラダイスを出て、私たちは保護されていない自分を、独力で存在している自分を、もはや当然支持してくれない世界にいる自分を感じる。これから待ち受けているあらゆる挑戦に応じられるような能力を備えた人格をはぐくむ必要がある。

7.2.1　ペルソナ

　ユングの用語では、進化のこの局面は、特に人格の形成に関係するといえ

る。Jolanda Jacobiは「個性の発達は祝福であり呪いである。私たちはそれに対し高い代価を支払う必要があり、この代価は孤立と孤独である」と書いている。

ユング：「その最初の成果は、未分化で無意識な群れからの自覚的かつ不可避な、個人の分離である」。「内なる声の力を意識的に認めることのできる人のみが一人の人格となりうる」

外界に対する個人の一般的な感情的態度である人間のその部分は、ペルソナと呼ばれる。ユングは以下のように定義している。

「ペルソナは、適応するために生まれた機能的複合体である……そして、対象（外界）との関係にのみかかわっている」。「ペルソナは、人としてのあるべき姿についての、個人と社会との間の妥協である」。「ペルソナは、自我と対象界の間に覆いを投じるものである」

ユングはペルソナを「適応あるいは便宜的必要性のために生まれた機能的複合体」と呼び、それは「人格と同じものではない」とする。「それは周囲の要求と個人の内部構造上の必要性との間の妥協である」

それは個人の理想と希望、周囲の要求と影響の結果である。それぞれの作用力の強さにより、低形成、または過形成のペルソナをみる。

ペルソナは心理的特性だけでなく社会的行動や、個人的な外観、姿勢、歩き方、服装、表情などを含む。「個人において、環境と内なる声によく適応していると、ペルソナは単に外界との気軽で自然な関係を保つための柔軟な保護膜にすぎない」

7.2.2 疥癬マヤズム

疥癬は、この仮面の形成に関連している。さまざまな著者による疥癬マヤズムの説明のされ方は、これを強く支持している。疥癬マヤズムは、ペルソナの形成におけるコインの裏面として形成される。病理の面からみると、疥癬は外界からのストレスによる不快さと関係する。この外界に対する敏感さは、生命を脅かすものでも絶望的なものでもないが、機能障害を形成する。そして人は、このストレスに対抗する能力があるかどうか疑いながら戦う。

Sankaranは疥癬の感覚を、適応を求めている状態と定義する。この感覚は、適応がいかに示されるかに明らかな役割を果たしている。

ペルソナとの同一化は人生で演ずる役割によって、個人を疲労困憊させてしまうかもしれない。このマスク、たとえば、教授や医者であるが、その下には進化していない個人がいる。マスクは人格的な欠陥の埋め合わせとして使用される。

疥癬では、二元性に、私たちのさまざまな側面の評価と、他人の考えに対する敏感さに対処する。私たちは、より受容可能な部分（ペルソナ）を表し、ほかの部分を隠し、しばしば無意識（影）のなかで自分自身からも隠す。最終的には、進化の次の局面である主人公の下降で、これらの隠された部分にも対処しなければならない。外界に接している外側の防御層としてのペルソナの概念は、Calcarea carbonicaの貝殻にたとえられる。海の中で貝が生き残る方法は、硬い防御の覆いである貝殻の形成による。

7.2.3 疥癬マヤズムと神話

疥癬では、ヘビの姿の悪魔が、どのようにアダムとイブに善悪の木から食させ、パラダイスから追放される原因をつくり、自分自身のケアの仕方を学ぶことを強制したかをみる。

堕天使ルシファーとして、悪魔自身がアダムとイブと同様の自分自身で選んだ運命を経験した。

最終的に仏陀になった王子ゴータマに、世界を見いだすために安全な港である宮殿を去るという概念をみる。聖書にも放蕩息子の物語があり、分け前を握り世界のなかへと旅立っていった。

乞食は疥癬局面の象徴である。「starting from scratch（ゼロから始める）」（訳注：scratchには、「かくこと」のほかに「ゼロ・無」という意味がある）は、貧困とそれに伴う疥癬の皮膚疾患を示すよい表現である。

7.2.4 疥癬マヤズムと鉱物分野

疥癬レメディーの章で述べたように、存在し生き残るためのペルソナの形成に対処する多くの鉱物レメディーをみる。鉱物は元素の組み合わせであり、

疥癬マヤズムに適合する鉱物を形成する元素は、ほとんどが周期表の最初の2層にみられる。

7.2.5 疥癬の特性

進化の出発の局面では、行動の必要性に直面する。私たちは世界を発見し、秩序づけなければならず、また生き残るために、その構成要素をどのように使用するかを学ばなければならない。私たちが基本的な信頼というパラダイス感覚に触れるようになったとき、それは、私たちの行動が支持され成果を生むことを意味する。

このために必要な特性は、好奇心、イニシアチブ、期待である。自分自身をどのようにケアするかを学ぶ必要から開始し、好奇心は感覚とともに世界との出会いを助け、イニシアチブが認識に基づき身体に行動を起こさせ、期待はそれらを満足させることを開始する積極的な刺激となるであろう。外界に対処できるようになるためには、この世界に対する知識——実際面での知識——が必要である。

疥癬の態度は試みの態度であり、生き残る必要性と郷愁の思いの両方により動機づけられる。おそらく私たちはパラダイスを取り戻し、失われた幸福感を再創造することが可能である。新しい能力を身につけることに成功する経験は、自信を持つのに役立つ。

出発

関連マヤズム	疥癬
出産の比喩	分離の開始
	収縮の開始
	化学的変化
神話的旅	パラダイスからの追放
	堕天使
	ルシファー
個性化の過程	ペルソナ
	人格特性
特性	好奇心
	イニシアチブ
	期待
	知識
自己認識	自信
病的な感覚	羞恥
	守られていない感覚
予想	郷愁
態度	試み
人生での役割	乞食
分野	鉱物

7.3 下　降

　ペルソナの形成の次の段階は、影の探求である。これは、個性化の過程が正式に開始するところである。個性に対する深刻な抑圧が無意識の影となっているケースでは、これは容易な仕事ではない。主人公は無意識を探検するために黄泉の国に下降し、宝を取り戻し悪霊と戦わなければならない。

　「人間界では、私たちが無意識と呼んでいる、比較的きちんとした小さな住居の床の下が、予測もしないアラジンの洞窟に続いている。そこには宝石があるだけでなく、私たちが自分の生に統合しようとは思わなかった、あるいは、あえて統合しなかった、面倒な、あるいは抑圧された心理的な力である、危険な精霊もいる」(Campbell)。

7.3.1　影

　影は私たちの「フランケンシュタイン」であり、「ハイド氏」であり、「メフィスト」である。「すべての人は影を持つ」とユングは言い、さらに「影は個人の意識的生活の中に統合されることが少ないほど、それは暗く濃密なものになる」と述べている。ペルソナの形成中に、個人や周囲の人々に受け入れられない要素は影の一部となる。

　私たちの影は私たちの「別の面」または「闇の兄弟」を象徴する。
　ユング：「可塑性を有するように見えるためには、現存する形には深い影が必要である。影がなければ、それは二次元の幽霊のままである」。
　個人の分離した破片は影のように個人に付随する。私たちの未分化の機能（思考、感情、感覚または直観）と未発達の態度（外向と内向）は私たちの暗い面に属する。影の進化は自我の進化に並行して進む。自我にとって利用できない、あるいは必要のない特性は、抑圧され切り離される。影は、私たちが感情的になったり、あるいは通常の状況では注意深く隠されるか抑圧されている行動と姿を表す。私たちがこれらを外界に投影するかぎり、それらが本当は自分自身の一部である事実に気づかない。

　ユングは、「個人の影」と「集合の影」に分類している。後者は集合無意

識に属し、超個人的な性質のものであり、「老賢者」の否定的な表現、自己の暗い面である。

　Jacobi：「個人における影は『個人的暗闇』を表し、拒絶され抑制された、あるいは意識の存在に押された心理（ときとして肯定的な）を擬人化している。集合的にみると、影は私たちに共通する暗い面を、すべての人に本来備わっている暗く劣等な傾向を表している」

7.3.2　淋病マヤズム

　淋病は、無意識が探索される個人の進化の段階と関連している。個性化の過程におけるこの局面の苦痛は私たちを自身の影に直面させる。最初は、私たちは影を自分の外部のものに投影して経験する。最終的に、私たちは自分の状況を「個人的」に受け止めることができ、非常な苦しみの被害者であることは、自分がそれに値することを意味しうるにすぎないと結論づける。バランスのとれた影との直面では、それはわれわれの健全な一部分であり、よいものでも悪いものでもなく、人格の一部として必要なものであると認識することができる。その「悪さ」は抑圧による。病気が形成されるのは、個人の自己評価が影により完全に支配されたときである。

　ユングによると、人の心理の大部分は無意識にとどまり、意識の部分は、目に見える氷山の一角にすぎない。これは正常な状態である。病気に進行するか否かはバランスの問題である。

　周囲の要求により、人が自我理想や願望イメージを大きく抑制されると、ペルソナは、非人格的で、元気のない、機械的なマスクとなる。個人の個性は主に無意識にとどまり、弱まり、それに伴う感情は強力に否定的となる。ユングの用語では、個性は影のなかに隠されているといえる。ホメオパシー用語では、淋病マヤズムの問題である。

　ほとんど完全に個人の暗い面と同一化するか、あるいは暗い面など存在しないかのように生きることに、淋病マヤズムの両極端の表現をみる。淋病では、光と暗闇、善と悪、神と悪魔、の対立に関する自分の立場を見いだすことが主な焦点となる。

淋病の極端な特徴も、影の特質の顕著な抑圧、またはそれらの無制限な表現によるものとみなしうる。強く抑制されたふるまいと、その逆で熱狂的なふるまいがみられるが、後者は、深い抑制に対してバランスをとる自然な反応である。Medorrhinumは淋病マヤズムの頂点であり、したがって次の段階である梅毒マヤズムへの過渡期であり、そこには影の特質の解放と表現が強く認められる。次の段階である主人公の上昇では、ただ単にその特質を表現する自由を楽しむより、より大きな目的のためにそれを用いることに向かって前進が見られ、そしてこれがバランスをとる要素となる。

　「分身」としての影は、肯定的な面と否定的な面の両方を表している。淋病の多くのケースでは、無意識のなかでどのように自己の肯定的イメージが抑圧されているかがみられ、「醜い面」が外界に示されている。

　影に直面することは、自己の本質に対し無慈悲で批判的な態度をとることを意味する。それは、以前に他人に押しつけていた投影を取り戻し、自己の感情と行動の責任を完全にとることを意味する。これらの投影が無意識にとどまるかぎり、環境の無力な被害者のように感じるが、しかし実際は、自己の影の無力な被害者なのである。

　私たちが誰であるかに対する客観的な態度の確立は、進化の次の段階の必須条件であり、対立する心理「アニマとアニムス」の片方との直面である（7.4.1参照）。

　淋病マヤズムの最も深い暗闇に、私たち自身の存在から放射される深く隠された光が認識できる。これは最終的な変化であり、淋病マヤズムは私たちに、そのための最適な状況を与える。

　終わることのないように見える苦難の後、ある時点で、淋病被害者の役割は変化する。黄泉の国へ下降し、その底に到達した後には、上昇が続かなければならない。これが、被害者が立ち上がりはじめる地点である。
　Staphysagriaのところで述べたように、これは弾圧者を殺す結果になるかもしれない。こう言うと人を怒らせることになるかもしれないが、何年もの

間、あなたの人生を台なしにした人を殺すことにより本質的に自分自身を解放することは、淋病状態を変化させないでおく場合と比較すると、少なくとも一歩の前進であることを強く感じる。人は、自分自身の人生に責任を取る地点まで到達したのであり、それは本質的に健全なことである。

人殺しを通してこれを実行することは、この人がこの移行を最善の方法でなしえなかったことを示している。したがって、バランスを欠いた上昇は梅毒の症状を呈する。個性化の過程における移行に伴い、その結果として、淋病マヤズムから梅毒マヤズムへの病理的な移行をみる。人殺しは強烈であり、両者の生命を無駄にしているように思われる。人生の責任を取るためには、ほかの方法がある。しかし二人にとっては、それは悪い状況をそのままにしておくことに対抗する意味で前進なのである。それは、苦痛を与えられた犬が飼い主をかむようになるのと同様な経過である。すなわち、状況から脱出する出口が作り出されるのである。

Staphysagriaの人にとって、これは誰かに再び自分を支配させることなどは思いもよらないということを意味する。パートナーにとっては、尊敬なしに人を扱うことには耐えらない事実に気づき、そして、おそらく彼が得るであろう新しい関係、機会において、以前と同じ態度を取る前に、二度考えてみることを意味する。

7.3.3 淋病マヤズムと神話

淋病では、暗闇の力が人類をとらえるにつれ、地上の生命がどのように地獄に陥れられるかをみる。神話の主人公は、自身の内部にあるこれらの力を探求し、自分自身の人生に対する支配力を確立するために、それらの力に対し完全に責任を取る必要がある。これが、黄泉の国へ行く神話の主人公のテーマである。彼は心（psyche）の原因領域にとっての二次的結果である世俗的感覚を、ヒンズー教哲学や仏教哲学で「識別」として知られている過程を、離れなければならない。

黄泉の国へ行くことは、最終的に再生に至る領域に入っていくことであるという考えは、クジラまたいくつかの文化ではゾウの、子宮のイメージにより描かれている。主人公はのみ込まれ死んでしまったように見える。赤頭巾ちゃんはオオカミに飲み込まれ、アイルランドの英雄フィン・マックールは

ペイストと呼ばれる怪物にのみ込まれた。そしてゼウスを除き、ギリシア神殿はそっくりクロノスによりのみ込まれた。

　王女は金の玉を手の届かない泉の底に落としてなくしてしまった。カエルは、いつも彼女と一緒にいてもよいのならば取り戻してあげようと提案した――遊ぶときも、食べるときも、寝るときでさえも。彼女は賛成するが、いったん玉を取り戻すと約束を忘れる。後にカエルがお城の門に現れ、権利を主張する。ここからの展開は2種類ある。一つ目は、この冷たく、湿った、ぬるぬるした動物と何年も暮らした後、彼を愛しはじめる。ある日、彼女がキスをすると彼は王子になり、もちろん結婚し、それからずっと幸せに暮らした。二番目は、しばらくこの醜いカエルと一緒にいた後で彼女はうんざりし、ある日ひどくいや気がさして彼を壁にたたきつけた。ここでもカエルは王子になり、結婚してその後ずっと幸せに暮らした。これらは同じ結末であり、このことは、自分の影を探求するうえで、善悪、好き嫌いを判断することはほとんど意味がないということを暗示する。重要なのは影に向き合うことである。
　囚人は、悪人であることの結果としての淋病の絶望的で抑制された状況の象徴とみなしうる。また被害者のイメージは、淋病に強く関連している。

7.3.4　淋病マヤズムと植物分野

　成長と適応という概念は、淋病と植物の両方に密接に関連していることが明確である。本書の最初のほうで、木が光と闇という対極的なものを反映していることにおいて、いかに淋病的であるかを述べた。この特徴は、実際、植物分野の特性である。淋病の章（6.4章）で述べたレメディーの大部分は、植物レメディーである。
　Lac caninumのような動物性の淋病レメディーはミルクから作られ、植物のテーマである養育と成長に使用されるのは興味深い。

7.3.5　淋病の特性

　下降の局面で私たちの暗い面と遭遇するために必要な特性のなかには、正直と忍耐がある。正直は、別のレベルの知識である自己知に到達する助けとなる。自分自身に完全に正直になってはじめて、私たちは投影をやめること

ができ、それらの責任を完全に負うことが可能になる。これは容易なことではなく、忍耐を要する。淋病状態の典型的な要素である、その状態が決して終わることがないように見えることは、個人の忍耐という特性を刺激し、一種の強さを生み出す。「あなたは私の身体に何でも好きなことができるが、私の真の存在を傷つけることはできない」。これが、無敵の感覚を産み出す洞察である。現代史における例としては、マハトマ・ガンジーとネルソン・マンデラがあげられる。

被害者の役割からの解放は、許しの特性が働きはじめると完全となる。また、この局面では、コインには常に裏側が存在する事実に気づくことができるようになる。たとえば人質が、自分たちを捕らえている人を理解し、同情さえすることがある（テリー・ウェイト、ジョン・マッカーシー）。そして、状況は絶望的であるにもかかわらず、多くの自由と特性が内部で発見される。自分たちの別の面をみることも、私たちのなかに謙遜の特性を生み出し、他人に対して忍耐強くさせる。私たちは彼らが彼ら自身であることを許す。他人とともに苦難に耐えるときに開発される特性は、友情である。人は他人の人生の状況を変えることはできないが、互いに相手のために存在しあうことは生き残ることを助ける。深い変わらぬ友情が形成されうる。この知識に基づき、完全に信じ合うことが必要な、危険の大きいチームワークを訓練された人々（たとえば軍隊）は、この互いの友情と信頼を生み出すためにグループとして大きな困難を甘受する。

被害者であるという淋病の概念、憎悪の感情とこれによる悪化は、許しの特性により変容する。そして自己に対する否定的態度は自己賛美に変容する。

下降	
関連マヤズム	淋病
出産の比喩	対立 閉鎖した子宮における収縮
神話的旅	地獄での苦しみ 黄泉の国、ハデス 悪魔
個性化の過程	影 無意識の探求
特性	正直、謙遜 忍耐、寛容 感情移入、適合 友情、許し
自己認識	自己賛美
病的な感覚	自責 邪悪、悪い、分裂
予想	絶望的
態度	永続的
人生での役割	囚人
分野	植物

7.4 上　昇

　この局面では、バランスが取れた自己認識を持つことがより重要となる。もう誰に従う必要もなく、自分自身の方向性を創造する時点に到達した。自分自身の影であるドラゴンと戦って、地下牢から自分自身を解放し、リーダーとなる用意は整った。自分の力を発見し、自らを集団に付き従う者ではなくリーダーにさせる、自らの創造的な力の支配者となった。

　ユングの生涯と研究を描いた『心の問題』というすばらしい映画の中で、彼がある時点で次のように言うのを憶えている。「世界は細い糸にぶら下がっている。この糸の上に人の心（psyche）がある。もし人の心が間違ったらどうなるか？」。これは私たちが担っている責任であり、進化の上昇の局面に突入すると、この責任感は強まる。

7.4.1　魂のイメージ：アニマとアニムス

　個性化の過程におけるこの段階は、「魂のイメージ」との遭遇に特徴づけられ、それは男性ではアニマ、女性ではアニムスである。影と同様に、他人を通して反対の性の要素を体験する。これらの部分に対処する能力の欠如は、アニマ傾向の気分屋の男性、または、アニムス傾向の頑固で議論好きな女性となる。

　モデルや図式は、その構造を維持するために固定化する傾向を持つ。もちろん、ユングの心理学に代表される深い心理分析では、それにマヤズムの鋳型を重ね合わせ、すばらしく一致する、と言い切ることは躊躇される。読者は、そのいずれにおいても、私が学者ではなく探求者であることに気づいてほしい。魂のイメージの概念をマヤズムと関連づけすることはもちろん複雑であり、本書でのアプローチは単純化されすぎているかもしれない。一方、よく考え抜かれ、理解されたモデルは、簡潔で明確な方法で表現されうるという特徴がある。双方のモデルの核を合わせてみると、ユング心理学とマヤズム理論に非常に多くの類似性が存在するため、あえてそれらを示すことにする。

　「魂のモデル」――アニマとアニムス――の概念について続けよう。一方で

は、影と淋病について述べたのと同様のメカニズムと遭遇する。魂のイメージも大部分が無意識に属し、それを意識部分に持ってくることは個性化の過程で必要な段階である。

　一方、Chaim Rosentalの各分野に関する研究は、私たちの「動物的な」部分が梅毒マヤズムに強く関連していることを明確に示している。魂のイメージ、あるいは反対の性の部分と出会うことにより開発された私たちの特質を調べると、梅毒段階との関連が明確になる。Jacobiは次のように述べている。「多才な人が、内部の女性性を通して作品を生み出すとき、彼のアニマは霊感を与える女神ミューズとなり、したがって女性の内部の男性面は、男性の女性面を育てる力を有する創造的な種子を生む。このように、両性の間には自然の相補性がある。それによって、肉体としての子供が生を受けるというレベルだけでなく、彼らの魂の深みを流れ、それらの魂を結び合わせて霊的な子供を生む、神秘的なイメージの流れにおいても。

　疥癬は「私」と、淋病は「あなた」と関係し、梅毒では私とあなたが一緒になり、「あなたと私」が責任を負う第三の人間を創造する。ここで、私たちの知覚と責任は自我を超越し、「私たち」という言葉で定義される。私たちの魂のイメージと「対話」（ユング）することは、（私たち）の創造の基盤となる。

　本当に他人と結びつき、創造的で豊かな関係を形成するためには、自分自身をオープンにする必要がある。したがって、分離、対立、利害の衝突、悪意という考えを手放す必要がある。これは梅毒的挑戦である。外界でこれを実行するために前もって必要なことは、自分自身の内部の反対の性の元型と結びつくことである。これにより、他者や社会全体との一体感、他人の興味や必要性が自分のものであることを経験するようになる。

　自分のなかの反対の性の部分に意識的になることは、自立性を生み出し、したがってまた、ある程度の孤立を生む。前述したように、自立と分離は梅毒の領域に属する。

7.4.2　霊的な原理：霊と物質

　アニマやアニムスとの「対話」を確立すると、新しい元型が現れる。ユングはこれらを、尊敬を込めて「老賢者」や「母神」と呼んだ。その概念を表

現するほかの方法としては、「物質化された霊」と「霊で飽和した物質」（Jacobi）という言い方がある。ユングが行った男性と女性の区別に、後に反対した人々が存在する。この議論の結果は本書の内容上、あまり意味がない。これらの元型との遭遇の落とし穴は、個人を一種の自己賛美と誇大妄想におびき入れることである。関連する章で述べたように、これらの特徴は梅毒レメディーに強くみられる。アニマの内容の意識的実現は、男性を母親から解放し、アニムスの場合は、女性を父親から解放する。老賢者の意識的実現は、男性を父親から解放し、母神の場合は女性を母親から解放する。これは結果として他者に大きな力（マナ）を及ぼすので、ユングはこれらの元型を「マナパーソナリティー」と呼んだ。これを正しく扱うと、他者を指導することにより人に奉仕することができる。誤って扱うと、他者を指導することにより自分に奉仕することとなる。

7.4.3 梅毒マヤズム

ここで、梅毒マヤズムと「魂のイメージ」の元型や「霊的な原理」とを関連づける十分な根拠があるかどうかをみてみよう。確かにこの考えを支持するいくつかのしるしがある。ユングは、個性化の過程のこの段階を人生の後半に置いた。ホメオパシーでも、梅毒レメディーは比較的人生の終盤で指示される（たとえばパーキンソン病のような高齢者の神経疾患に対する重金属）。二番目に、アニマとアニムスは私たち内部の片割れ（魂のイメージ）を取り扱うものであり、女性のなかの男性性、男性のなかの女性性である。性的関係を含む周りの世界との関係において、私たちは外界に投影されている自分自身のこれらの部分に遭遇する。セクシュアリティは強力な創造力であり、そこでは１＋１が３になる。そして、自由意志に基づいて創造する能力を獲得することは、梅毒マヤズムと関連づけられる（6.6参照）。

セクシュアリティは、三番目の基本的周産期における強力な項目であり、梅毒レメディーの主要な項目である（例：Platinum）。セクシュアリティは淋病にも強く表れる。しかし、すでにみたように、淋病レメディーは虐待の被害者（例：Lac-caninum）または、虐待者に転換した被害者（例：Anacardium）に頻繁に必要である。その病的表現において、それはセクシュアリティの一形態であり、そこではどちらの当事者も自由ではないが、か

といって被害者あるいは虐待者の役割に固定されているわけではない。私の印象では、梅毒マヤズムにおけるセクシュアリティの病的表現は、より自発的な性質のものであるか（例：サド・マゾヒズムの極端な形、のどを締めて性交する）、あるいは被害者の生命への脅威を伴っている（例：儀式的生け贄と結び付いた性交）。

　梅毒の人々（レメディーも）は強い個性を持っている（例：重金属）。彼らは淋病の否定的な自己評価の問題に悩まされることはあまりなく、影に支配されることも少なく、淋病の影響によりはぐくまれた特性を自由に使うことができる。彼らは個性を発達させ、完全に開花させている。それが、彼らに創造的な人生を送る能力と特性を与えている。彼らは責任を担うことができ、力と自信を持ち、それが彼らを生まれついてのリーダーにさせる。

　序文で述べたように、梅毒マヤズムは、人類の自然な進化における局面の影の側面にすぎない。過剰な自我が存在すると疾患がもたらされる。強い自我は、人をほかの人々から引き離す。重金属の個所で述べたように、物質が重くなるにつれ、こうした分離が増大し、外界が敵のように思われる。

　人が老賢者あるいは女性では母神という元型において擬人化されている霊的な原理と結び付く、個性化の過程の段階に関して、Jolanda Jacobiは述べている。「どちらの姿も強力な魅力を発散し、その魅力は彼らに直面する者を一種の自己賛美と誇大妄想におびき入れる」。これは、たとえばPlatinumの患者にみられる。自分の力を発見しながらも、他人の上に立つことなく、与えられた力を他人を制圧するためや自分だけの利益のために使わないことは容易ではない。人類の歴史は、俗世間や霊的世界における多くの例を伝えている。

7.4.4　梅毒マヤズムと神話

　梅毒では、人は自分のなかに目覚めた力を利己的な目的のためにのみ使う代わりに、全体の利益のために使うよう努める。彼は、自分本位と恐怖のドラゴンを殺さねばならない。世界から分離しているという妄想と戦い、自分が執着している人格や自我よりも、自分の霊的存在のほうが真実であることを、唯一の真実であることを学ばねばならない。

　人が権力を持つと自我も拡大し、自分のことだけを考えるのではなく、社

会全体に貢献することができるようになる。しかし、残りの世界は、この拡大した社会的自我の外側に存在し続ける。権力を得た人が自分の心のなかの愛とは反対のものや憎しみを解消する代わりに、外の世界の問題を解決しようとするときに何が起こるのかの多くの例を、歴史のなかにみる。

「女神（全女性に具現化している）との出会いは、主人公の、永遠を包むこととして享受されている、生命そのものである愛の恩恵に打ち勝つ能力の最終テストである」（Campbell）。また、金の玉を持つ王女の話では、どのように最終的に男性と女性が一緒になるかをみる。子供のような王女はカエルの醜さと向き合うことにおいて責任をとり、それによってカエルは美しい王子に変身した。そして彼らは結婚における結合において、王と女王になった。

「神は自分自身のイメージで人を創造した、そして男性と女性を創造した」（創世記1：27）。「聖なる人の祝福により最初の人間が創造され、それは両性具有者であった」（Midrash）。

宇宙発生のサイクルの最後には、両者の再結合によりパラダイスの壁は溶解し、再び叡智が取り戻される。

この局面の象徴としての王は権力を持ち、人を人生において責任を負うのにふさわしくさせる、発見され開発された特質を表す。これは、物質の所有と世俗的なものの支配を表す。

神および神の創造とは切り離せない、その重要な要素としての破壊は、ヒンズー教哲学では非常によく知られている。神は、その永遠なる創造のなかで、創造し、維持し、破壊する。花が枯れるのは実になるための段階にすぎず、腐敗した葉は翌年の蕾の栄養となる。私たちは、善悪の二分を超越し、梅毒マヤズムの破壊力を含め、マヤズムに関する私たちの評価を高める必要がある。

7.4.5 梅毒マヤズムと動物分野

出産過程の梅毒局面にみられるように、生と死の戦いという概念は、明らかに動物的なテーマ——食うか食われるか、殺すか殺されるか——である。梅毒レメディーの強いセクシュアリティは、生殖の意味としてだけでなく、

嫉妬に終わる性欲と所有のレベルにおいても、動物分野を示している。気づきと意志が、この局面で必要とされ開発される態度である。重金属は周期表の動物的部分を表している。

7.4.6 梅毒の特性

　上昇の局面では、その前の局面で発見された特性を創造的、すなわち単に食物や住まいを得ることを超えた目的のために使用しはじめる。創造性、責任感、勇気を開発する。より多くの力を使えるようになるにつれ、肯定的な方法でそれらを使う責任も増す。このためには、個人的な必要性や興味からのみでなく、より広い見地から世界を見る必要がある。イニシアチブ（疥癬）と正直（淋病）はすでに私たち自身の勇気の異なるレベルに訴えたが、今は自分の理想と原理を示し、そのために戦い、必要とあらば自分の命を含め、すべてをかける勇気が必要である。出産の関連局面をみると、上昇の局面では、精神的にも身体的にも頭を上げ背筋を伸ばす必要がある。とぐろを巻いた姿勢から赤ん坊は伸び出し、直立猿人になる。自己主張をするようになる。
　他人に対して責任をとりうるためや、強い利己的な要求に打ち勝つために必要な最も強い特性は愛であり、利他主義と奉仕において表現される。
- 疥癬の愛の段階はエロスの段階であり、個人の満足の段階である。必要性を満たすことは、以前に述べたように、疥癬のテーマである。「食べ物が得られるか？　家が得られるか？」であると同時に、「愛を得られるか？」「セックスを得られるか？」である。
- 淋病の愛の段階はフィロスの段階であり、他者との友情の段階である。人生の困難と喜びを分かち合う相手である。
- 梅毒ではアガペー、全体として人間性と創造を包含する愛、創造的な愛、自由な愛の段階に到達する。

　それは欲望（エロス）と友情（フィロス）を含むが、そのどちらにも依存はしない。
- 急性では、真実の愛（philo〈愛〉-sophy〈知識〉）、叡智に到達する。

　梅毒要素である悪意は、愛に変容される。

上昇

関連マヤズム	梅毒
出産の比喩	協力 産道を推進
神話的旅	「死－再生の戦い」 ドラゴンの殺戮 はりつけ
個性化の過程	アニマ/アニムス 母神/老賢者
特性	創造性 勇気 責任感 愛、利他主義、奉仕
自己認識	自己主張
病的な感覚	孤立 敵意 利己主義
予想	希望
態度	戦い
人生での役割	王
分野	動物

7.5 調　和

　今や自己実現に、意識と無意識の統合に近づいた。ペルソナが形成され、そこから世界と向き合うことを開始した（出発と疥癬マヤズム）。暗い側面である影が意識され（下降と淋病マヤズム）、私たちの内部の反対の性の要素が識別され、霊魂（スピリット）や原初の自然と私たちとの関係が明らかにされた（上昇と梅毒マヤズム）。ユングの自己実現は「自己の誕生」と「変容」を意味する。私たちは源に戻るのである（調和）。

7.5.1 自　己

　ユング心理学では、私たちは、ここで自己実現の局面に到達した。今まで通り過ぎてきた道を振り返ると、人格を形成する奮闘の後にパラダイスで経験した一体感を失い、次に、私たち自身の黄泉の国の暗い側面に下降し、自分が創造したものすべてを手放す瞬間まで上昇し、開発された能力を発揮した。その時点で私たちは再び一体となるが、それはパラダイスでのレベルとは異なる。今や強烈な自己感覚があり、母なる大洋のなかに自分自身を失うことなく一体化を体験できる。自身を体験したいという聖なる欲求のサイクルを完了した。今や完全に自分の聖なる源に目覚め、自分自身を失うことなく、源と再び一体になることができる。

　人生に対する態度や見方が完全に変わる。それは突然であり、予期できない。それが、この変容を経験することが恩寵であると考えられている一つの理由である。今や、自我で限定された世界を超越した世界を理解することができ、それに従い行動することができる。

　ユングによると、自己は、意識と無意識の中央に存在し、同時に両方を包含する。それが、「中央の火」であり、私たち個人にとっての神の分け前であり、「内部に存在する神の領域」である。

　パラダイスからの分離は癒された。再び神と一体である。しかし今や、個人であることへの完全な目覚めとともに創造力を持つ。エデンの園の客になる代わりに、パラダイスを創造することができる、……もしそれが私たちの望むものであれば。

7.5.2 急性マヤズム

調和をマヤズムとの関連における誕生過程の分析と関連づけると、そこには明らかに、急性マヤズム、というより人の進化における急性の局面との関連が認められる。変容とは、状態の突然の変化を、人格を超越する状態を意味する。

これを描写しようとすると、時空のなかで生起する過程を表現することに基づく言語の限界に行き当たる。神話と神秘主義、超個人的領域に近づく。病的な道に従えば――結果は同一であるが、過程はもっと困難であるという意味である――神秘家は発狂者になり、彼の言語は霊感を与えるものではなく、妄想に満ちたものとなる。そして急性レメディーには、私たちが知るとおり妄想がある。同じ状態を前個人的な視点から描写している、マヤズム以前の状態で述べた妄想と同様な妄想が。急性レメディーには、これらの妄想と結び付いた強い恐怖がある。なぜなら、自我を手放すことは大きな恐怖を伴うからである。

7.5.3 急性マヤズムと神話

急性マヤズムでは死後の再生をみる。それはフェニックスの焼けた巣の灰から生まれた新しい命の誕生であり、人の復活であり、自己の実現である。私たちは、これが新生児の最初の呼吸に反映されているのもみる。それは、霊魂が物質に入ることを示している。

「武器で切れず、火で燃やせず、水で濡らせず、風で衰えさせられない。この自己は切られず、燃やされず、濡らされず、衰えさせられない。永遠で、充満し、不変で、不動であり、自己は永遠に変化しない」（『バガバッド・ギータ』）。

グルはこの状態、魂の目覚め、霊的なものの支配を象徴する。東洋では仏陀が究極の法の教えをもたらし、西洋ではモーゼの十戒が存在する。プロメテウスは世界に火をもたらした。

危険な旅の後で、主人公は全世界の聖典に書かれたことと矛盾しない結論にたどり着く。旅は「達成ではなく再達成であり、発見ではなく再発見である。探し求め、危険を冒して勝ち得た神聖なる力は、常に主人公の心のなかに存在していたことが明らかにされる。彼は自分が誰であるかを知るに至り、

自己の正当な力——"神の子"……の訓練を開始した"王の息子"である。主人公は、私たち全員の内に隠され、発見され人生に翻訳されるのを待っている、聖なる創造力と救世のイメージの象徴である」(Campbell)。探求者と見いだされたものは同一である。道や"なる"ことはなく、存在だけがある。主人公はブラフマンの世界にたどり着いた。

急性レメディーでみたように、家という概念が、家に戻る欲望が、強く存在する。自己実現において、私たちは家にたどり着く。

「人は長い心理的訓練を通して、個人的限界、特異性、希望や恐れへの執着を完全に放棄し、もはや真実の実現化における再生に必要な自己破壊に抵抗せず、円熟し、最後に調和する。個人的な野心は全面的に溶解し、もはや生きようとはせず、何が起ころうとも喜んで受け入れる。いわゆる無名となる。彼の内部で無制限の同意とともに法が生きる」(Campbell)。

「ときとして愚か者、ときとして賢者、ときとして壮麗な輝きを持つ。ときとしてさまよい、ときとして大蛇のように動かず、ときとして情け深そうな顔をしていて、ときとして名声があり、ときとして侮辱され、ときとして人に知られず——自己実現した人はこのように生き、常に至福を感じている。俳優が常に一人の人間であるように、彼の役割の衣装を身に着けようとそうでなかろうと、不死なるものを完全に知る者は常に不死なるものであり、ほかの何者でもない」(『Vivekachudamani』〈Shankaracharya〉)。

探求者は今や人間に戻ることが期待され、そこでは彼が獲得した恩恵が地域共同体を復活させることに役立つかもしれない。仏陀でさえ自己実現のメッセージが伝達されうるのかどうか危ぶんでいた。多くの神秘家が社会から完全に身を引いてしまったことが知られている。臨死体験の研究でも、深い霊的体験の後には通常の生活を送ることが非常に困難であることが明確になっている。多くの者が何年も悪戦苦闘する。魂を満足させる達成のビジョンの後では、日常生活は非常に陳腐で腹立たしくなる。

7.5.4 急性マヤズムと人間分野

これらの全分野を利用し、統合し、同時にそれらを超越する能力は、私た

ちを本来あるべきものに、人間存在にするものである。理解と洞察は、突然私たちの問題を解決することができるが、夢でベンゼン環の分子構造を発見したケクレのように、私たちが手放しの状態になったときに、問題のレベルを超越しえたときにやってくる。

意識は物質ではないので、時空の限界がない。霊感と洞察は光のフラッシュのように、突然（急性）そこに存在する。それは、私たちが生みだす何かである。私たちの一部とはならず、通り過ぎるものである。物質的世界の領域における私たちの創造に関しては、私たちは霊的世界に霊感を見いだす。ビジョンと妄想の間には細い線があり、それらはそれぞれ、健康な状態、急性マヤズムの病的側面なのである。

7.5.5 急性の特性

私たちの人生における変容の局面を通過することによって獲得する特性は、ビジョン、洞察、超越性、自由、悟りである。これらの属性は恩寵とみなされる。それらは私たちが求めていないとき、期待しないとき、それらを手に入れるための戦いを放棄したときにやってくる。

私たちは知識から叡智の段階に成長する。知識を手放すことにおいて私たちは叡知を見いだし、物質への執着を放棄することにおいて、霊的遺産を手に入れ、明け渡すことにおいて勝利を体験する。私たちは、自信（疥癬マヤズム）、自己賛美（淋病マヤズム）、自己主張（梅毒マヤズム）から自己実現（急性マヤズム）へと進展する。

調和	
関連マヤズム	急性
出産の比喩	分離と再結合 申し分のない乳房 共生状態の終了
神話的旅	「死－再生の体験」 フェニックス 復活
個性化の過程	自己実現
特性	ビジョン、洞察 超越性 自由、叡智 悟り
自己認識	自己実現
病的な感覚	崇高さの妄想 急性の危険
予想	達成
態度	変容
人生での役割	グル
分野	人間

	パラダイス	出発
関連マヤズム	マヤズム以前	疥癬
基本的周産期	BPM I	BPM IIa
母/子の関係	最初期の結合 心地よい子宮	分離の開始
出産過程における段階	出産以前の結合	収縮の開始 化学的変化
神話的旅	パラダイス、王子ゴータマ	パラダイスからの追放 堕天使、ルシファー
個性化の過程	無形	ペルソナ 人格特性
特性	天真爛漫、平和、 欲望からの解放、満足	好奇心、イニシアチブ 期待、知識
自己認識	無自己	自信
病的な感覚	アイデンティティがない 無限	羞恥 守られていない感覚
予想	無かつすべて	郷愁
態度	自由に漂う	試み
人生での役割	王子	乞食
分野	物質以前	鉱物

下降	上昇	調和
淋病	梅毒	急性
BPM IIb	BPM III	BPM IV
対立	協力	分離と再結合 申し分のない乳房
閉鎖した子宮における収縮	産道を推進	共生状態の終了
地獄での苦しみ 黄泉の国、ハデス、悪魔	「死-再生の戦い」 ドラゴンの殺戮、 はりつけ	「死-再生の体験」 フェニックス、復活、 仏陀
影 無意識の探求	アニマ/アニムス 母神/老賢者	自己実現
正直、謙遜、忍耐、寛容 感情移入、適合、友情、許し	創造性、勇気 責任感、愛、奉仕	ビジョン、洞察 超越性、自由 叡智、悟り
自己賛美	自己主張	自己実現
自責、邪悪 悪い、分裂	孤立、敵意 利己主義	崇高さの妄想 急性の危険
絶望的	希望	達成
永続的	戦い	変容
囚人	王	グル
植物	動物	人間

8 宇宙論的概説

以下の各図で、人間の創造と進化を要約した。それらは宇宙論的な風刺漫画であり、出産のイメージを比喩的な意味で用いた。

$$\text{BEING}$$

図1：パラダイスから追放される以前、人は宇宙と一体であった。

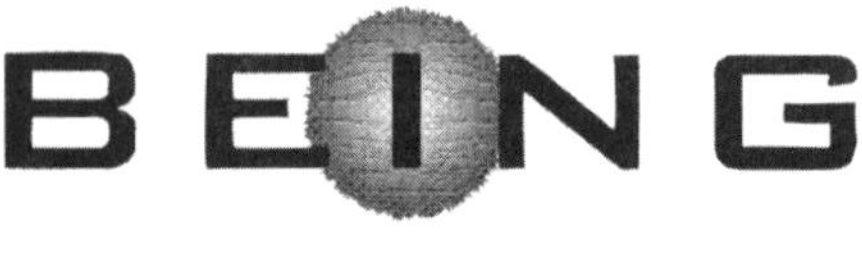

$$\text{BE}\bigodot\text{NG}$$

図2：善悪の知恵の木から食した後で、人は反対のものを意識するようになる。宇宙は「私」と「私でないもの」に分離する。「私（I）」は「存在（BEING）」から創造される。小さな「私」が「存在」から去るとき、これは大きな「存在」（big BEING）を与える。宇宙創生の開始点における「ビッグバン」は、分割されえず、あらわでないものの、個々の部分への顕現である。

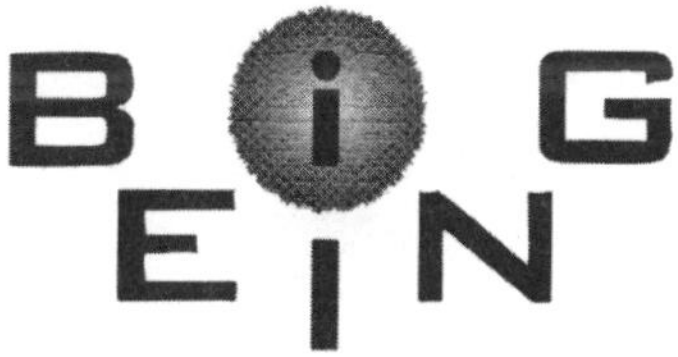

図3：結果として、人はパラダイスを失い、宇宙的存在の外側で自分自身を体験する。自らの神性との結びつきを失う。「大きい私（I）」は「小さい私（i）」になる。

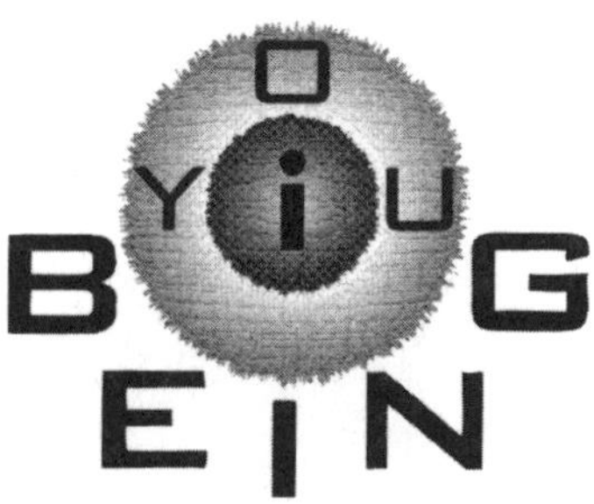

図4：一体性は失われる。人は自分自身を傷つきやすい存在として体験する。外側の世界（「あなた」）から身を守る防御が必要である。

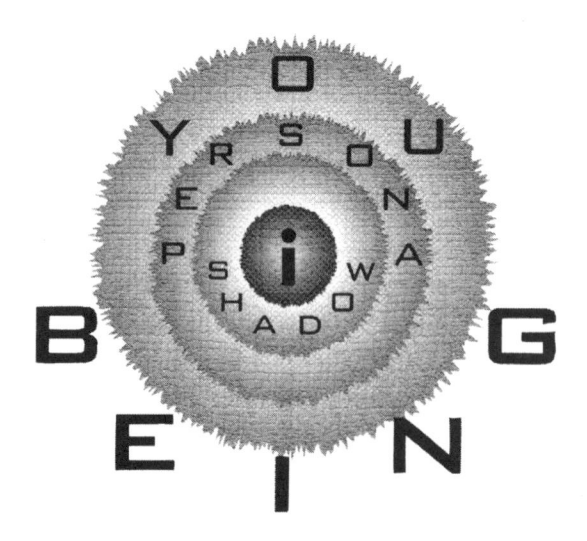

図5：外界から身を守るための妥協として「ペルソナ」が形成される。ペルソナに受け入れられない要素が無意識に侵入し「影」が形成される。私たちの霊的な光は内側に深く隠されている。出発の局面（疥癬マヤズムに関連）は完了した。

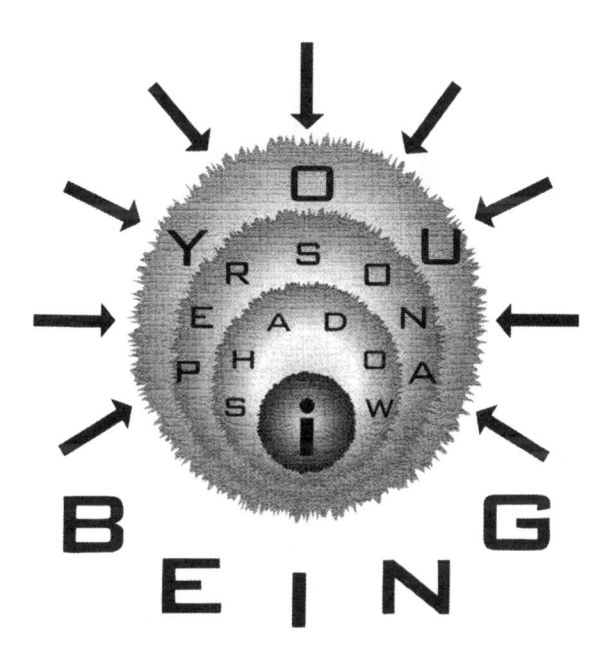

図6：自分自身で設計した刑務所の重圧が、そして比喩としての出産では、自分自身で創造した子宮の収縮圧が、影に意識的な「私」に上昇することを強要する。下降を開始したのである。そして淋病マヤズムの領域に到達する。

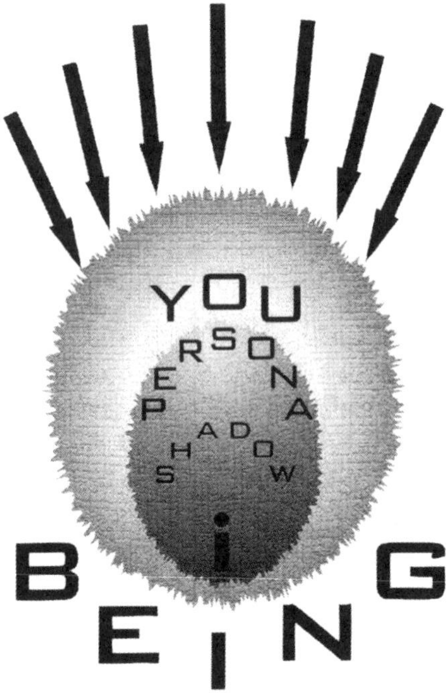

図7：影の再統合は、ペルソナのなかにより多くの自分自身を表現することを許す。

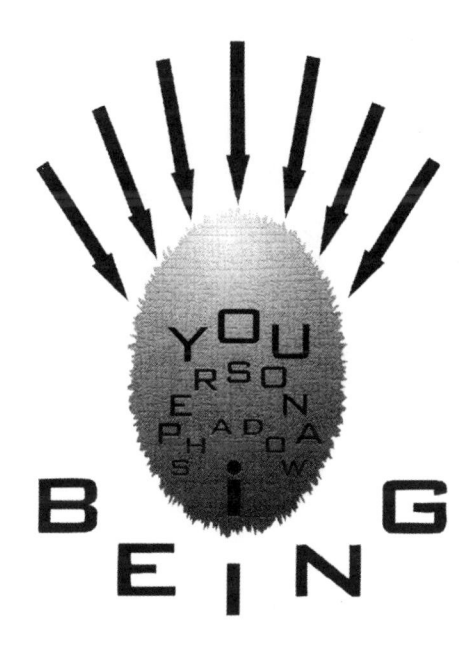

図8：人生の度重なる収縮は、私たちが影を再統合するのを、私たちがペルソナのなかの自分自身をもっと表明し、それによって周りの世界に対してより明確になり、それとの結びつきをいっそう強めるのを、助ける。黄泉の国から上昇し、梅毒マヤズムの領域に入っていく。

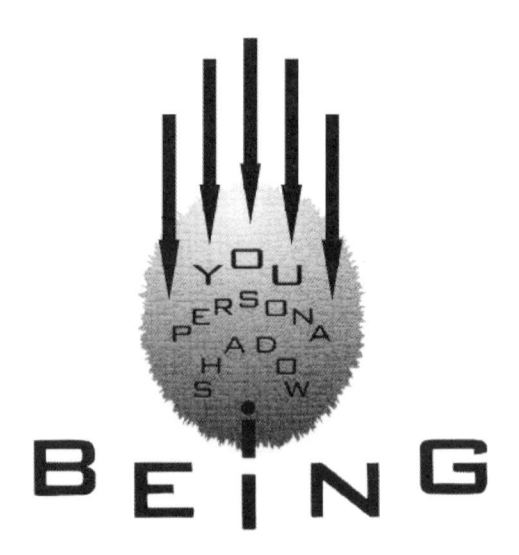

図9：より本来の自分となり、それを表現するようになることによって、最終的に、源と再結合する。自分自身を失っているように感じるときにこそ、まさに私たちは真の「私」を再発見する。膨張した自我は高密度の星のように自爆し、超高密度の元素のように分解する。

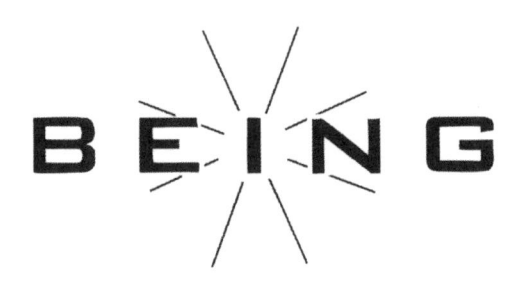

図10：こうして、私たちが再生し、存在との調和に到達し、真の自己と再び一体となり、もはや境界も分離も存在しないとき、私たちの誕生の戦いは終了する。パラダイスのように存在と一体になるが、今は自己実現をした個人である。急性マヤズムはこの変化に関連している。

9 マヤズムの芸術的表現

　私の依頼により、才能豊かな芸術家であり私の親友でもあるキャンディス・カールトンに、マヤズム以前の状態と4種の主なマヤズム——疥癬、淋病、梅毒、急性——の画を描いてもらった。これまでの章を全部読んだ後で、これらのイメージが語りかけるものに触れることをお勧めする。これらは全く彼女のイメージであり、私が彼女に話したこの本のテーマに基づいている。これらの画は、私が言葉で言い表せなかったことをあなたに伝えることができ、またそれらは、私がこの本で述べようとしたすべてに関しての見事な概観と要約を与えてくれる。

パラダイス

心地よい子宮

183ページ参照

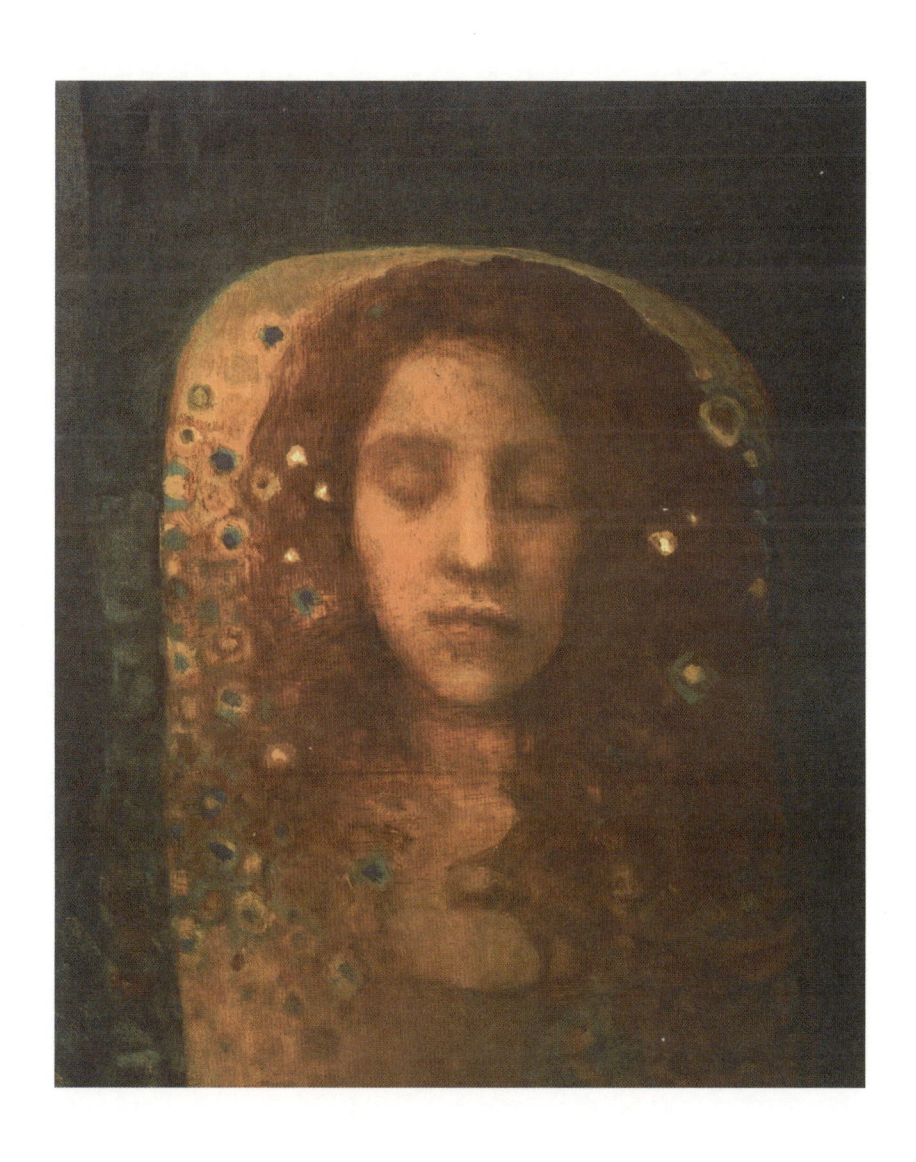

出　発

パラダイスからの追放

疥　癬

186ページ参照

下　降

黄泉の国

淋　病

187ページ参照

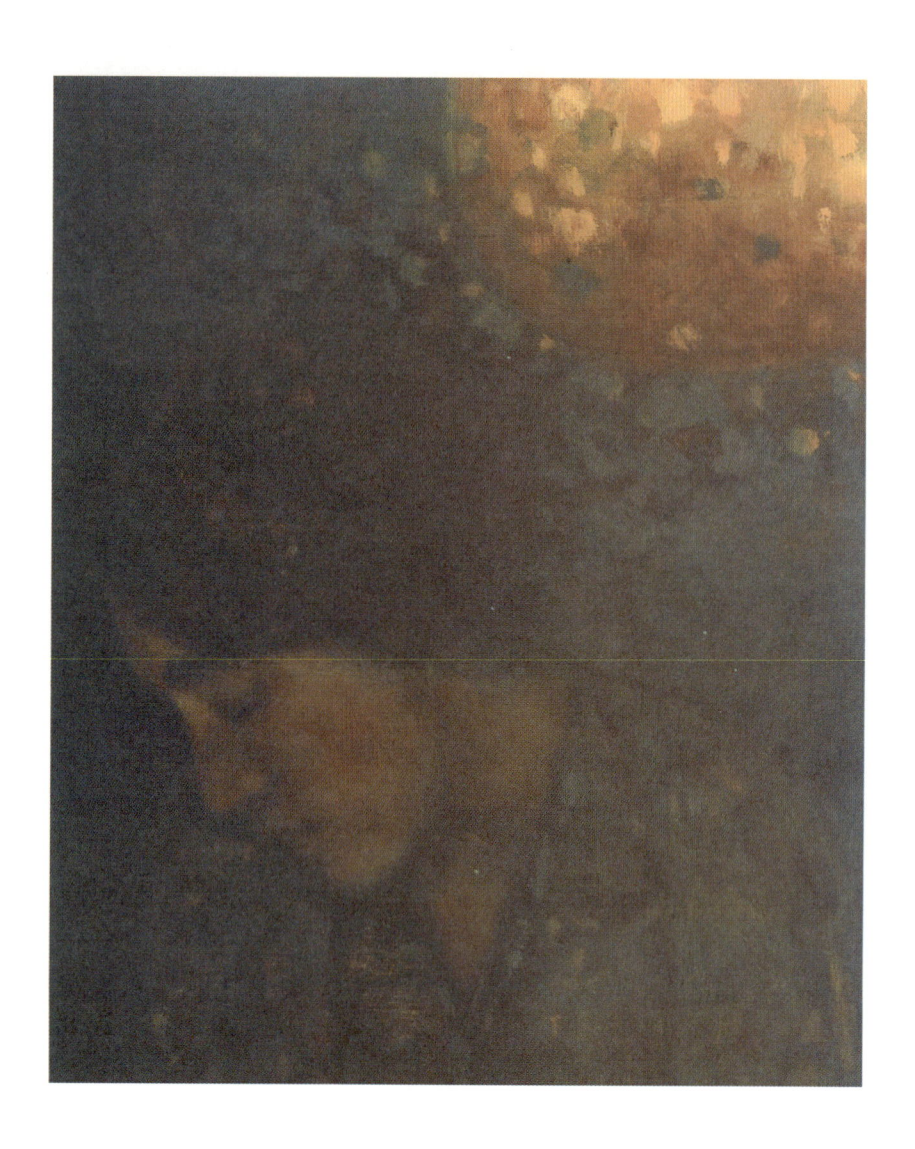

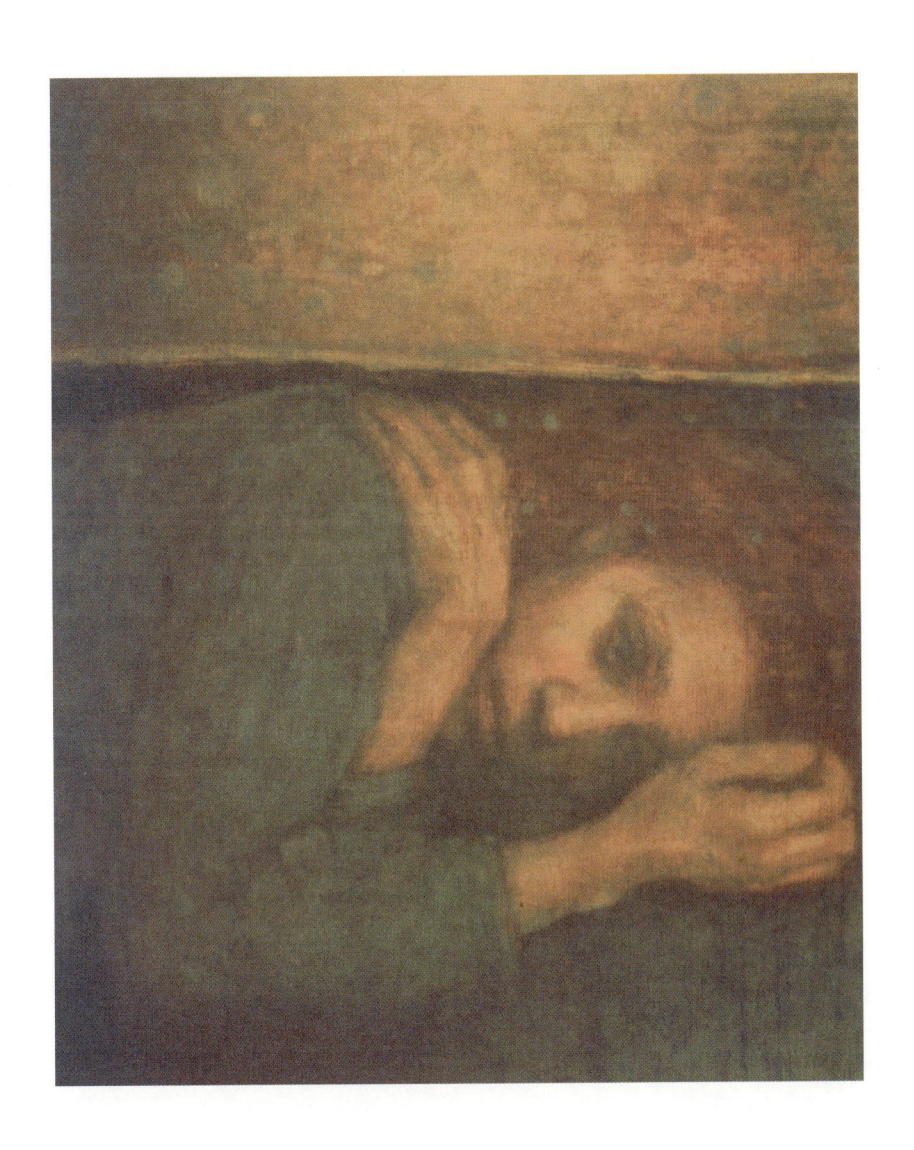

上　昇

命の戦い

梅　毒

190ページ参照

調　和

死−再生の体験

急　性

191ページ参照

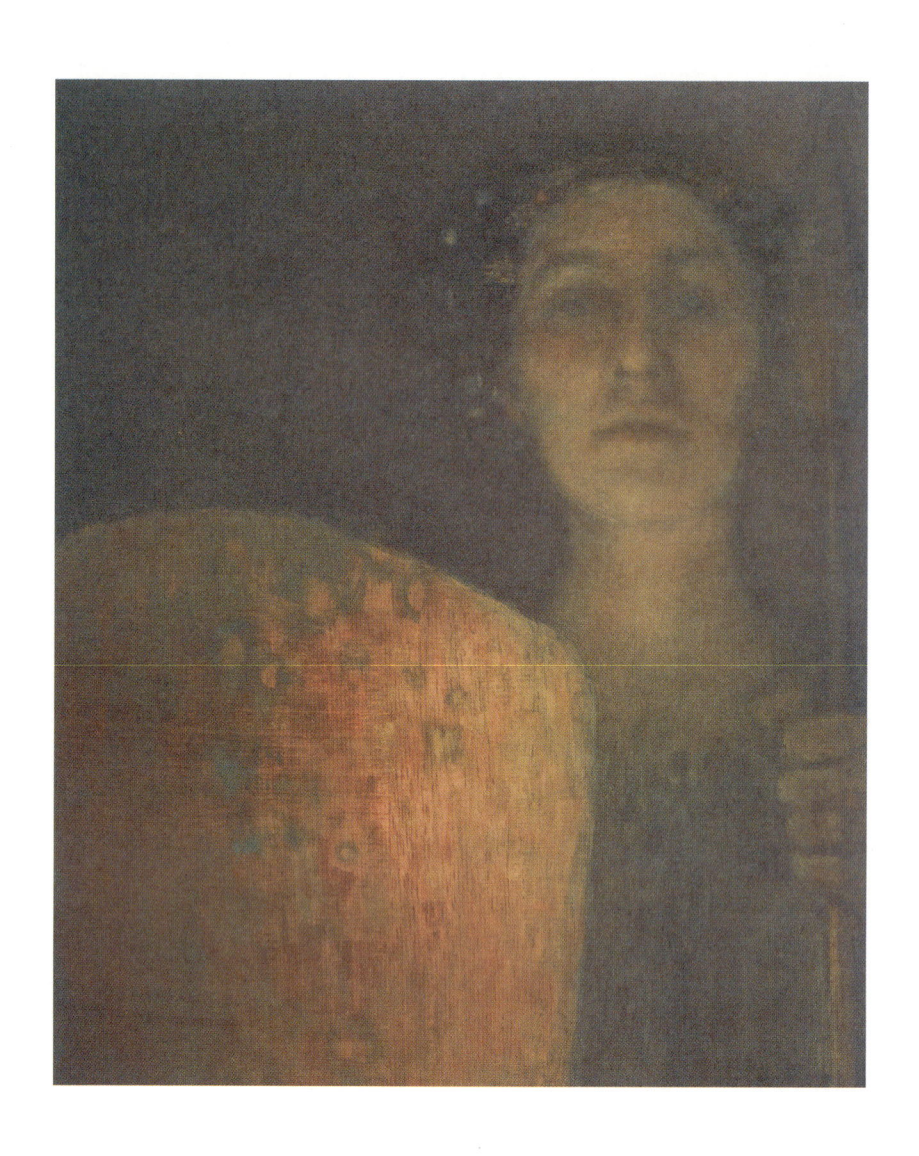

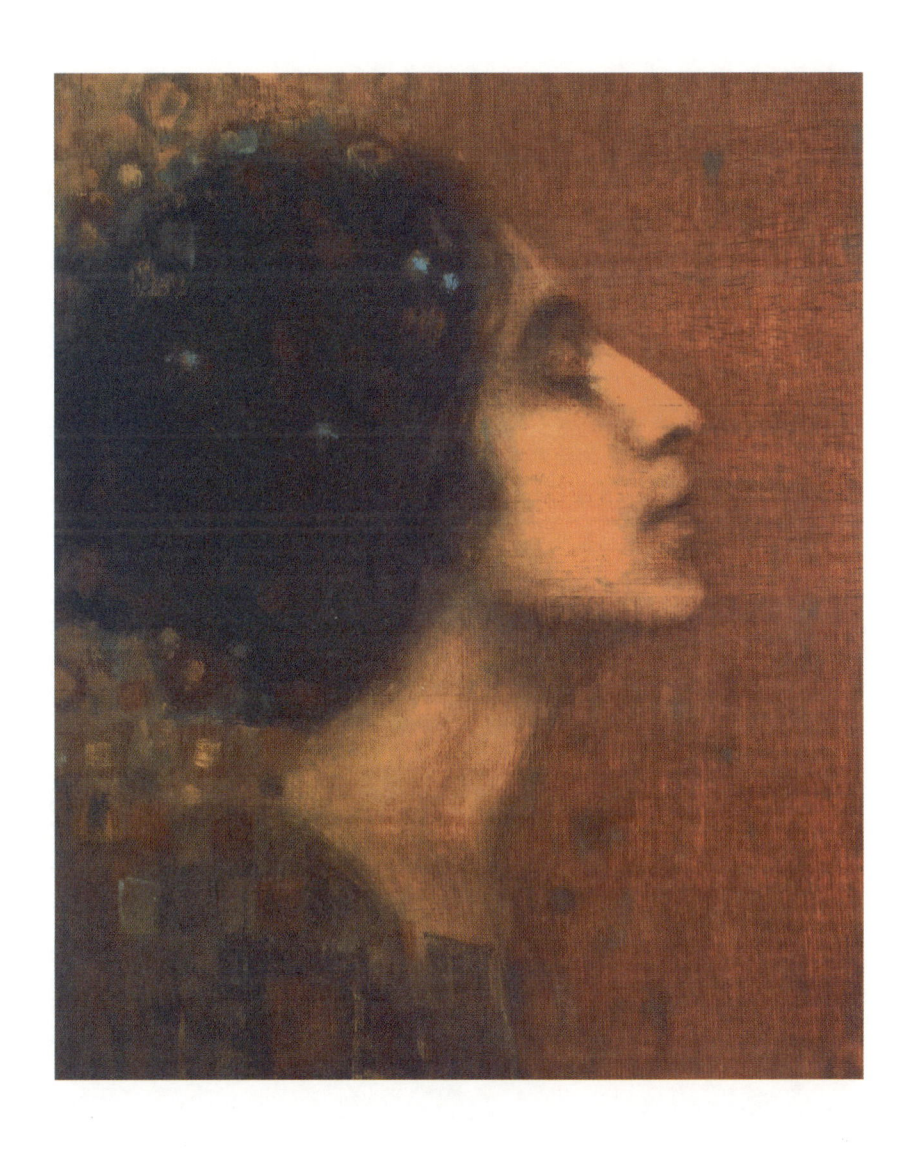

10 マヤズムに対する正しい見方

　すべてのマヤズムと、それらとの関連で述べたすべての項目を一緒にして図にすると、この惑星において人類が獲得してきたものの完全な像が得られる。私たちがこれまでホメオパシーで行ってきたことは、限定された視野でのマヤズム治療であった。私たちはそれらの否定的側面（外観上の）のみ指摘してきた。これは生の現実を正しく扱ってはいない。生体にとって疾患は、バランスを回復し成長を開始するための健全な手段となりうる。マヤズムは、本来あるべき姿になる人生の途上において私たちを障害と直面させるための、生命の健全な手段となりうる。もちろん疾患とマヤズムは治療されるべきであるが、敬意をもってなされるべきである。それらは、私たちが道に迷ったとき道を発見するのに役立ち、ホメオパシーには、これらのサインが何のためのものであるかを読みとり、その情報を、人生におけるさらなる進化のために使用し応用するすばらしい方法がある。

　ホメオパシーでは、症状は健康のサインであると言われる。それらは私たちに活動の原動力を示す。また、患者の経歴から、「赤い糸」や個人の人生を導くテーマを発見するや否や、疾患がどのような意味を持つか理解することが可能である。さらに一歩進めると、マヤズムというものは広い目で見れば、人類全体を導くテーマを示すものであると結論づけられる。個人の疾患に対処するとき、マヤズムを広義に理解することは、患者をよりよい方法で治療する手助けとなる。

　出産体験の分析の際に遭遇するのと同一のマヤズムとレメディーを、私たちは人生のさまざまな局面に見いだす——独立した存在を目指して道を歩きはじめる乳児のCalcarea carbonicaから、地球から去ろうとしている高齢者のArsenicum albumまで。
　人生の特定の段階で示されるレメディーは、個人の人生における深いテーマを扱うために必要なレメディーとかなり異なる場合がある。たとえば、かぜを再発する乳児の治療をCalcarea carbonicaから開始するが、急性が介入

するとBelladonnaを使用し、他人の幸福に責任を感じる深いカルマ的問題の治療にはCyclamenを使用し、死の過程ではArsenicum albumを与える。Cyclamenが幼児に効果を与える可能性もあるが、この段階でこの像を認めることはあまりない。妊娠と出産の症状、家族の病歴、乳児に最も近親の親族の根本レメディー等を考慮すると、早期の段階で深いレメディーを見つけることもある。患者のレイヤー（層）のように見えるものは、患者を理解する私たちの能力のレイヤーであることが多い。

出産の過程は、人生で対処すべきほかの危機と同様の危機である。Grofの研究では、それは"後の人生の危機の青写真"であるとさえ言っている。ホメオパシーでは、患者の症状は最同種レメディーを見つけるのに役立つ。どんなモデルも、この代わりとはなりえない。しかし、症状が明確に特定のレメディーを指摘しない場合は、このモデルにより、どの段階に彼らがいるかがわかり、それによって、治癒されるべきものや指示される一群のレメディーの明確な観念が得られる。

周期表を見ると、hydrogenとheliumから開始し、放射性元素で終了しているのがわかる。出産中の体験もhydrogenから開始し、破壊的な重金属で終了する。示されている物質は、個人の出産過程が人類の創造を、人間の誕生を反映することを強力に暗示する。

マヤズムは、私たちが知るように、性的な不品行によるものではない。狭義では、それらは疾患を表す。広義に理解すると、それらは集合エネルギーとして人類の歴史における主要な踏み石と結び付いている。それらは車輪の軸である。それらは、独立した人間になるために私たちが通り過ぎなければならない諸段階に属している。これらの段階を出産の過程で通り過ぎ、人生で通り過ぎ、それを何度も何度も繰り返す。そして結果として、自然で必要な属性であるマヤズムを疥癬から梅毒まで経験し、急性が移行点となる。こうした視野で見ると、どこに病気があるというのか？　私たちが見るものは、進化であり、成長である。私たちはこの成長過程のある時点で行き詰まった状態を病気と呼ぶ。症状が健康を回復するための活動の原動力を示すのと同様に、慢性疾患は、人生の正しい針路を回復するためのマヤズムの活動を示す。

馬車を御する者が馬車の両輪を見下ろすように、彼は昼と夜を、善行と悪行を、あらゆる相反する対の事物を見下ろす。この者には善行もなく、悪行もなく、神を知るものは、まさに神となる（『カウシータキ・ウパニシャッド』）。

　人生の馬車を見ると、一つの車輪はマヤズムの車輪であり、それなくしては決して自らの天命に到達することはない。私たちはそれに気づき、マヤズムに対する態度を変える必要がある。

　マヤズムという言葉を用いて、私たちは単に病理的な側面、道にある障害物としての側面だけを強調している。個性化の各段階を、単にゴールに到達する過程で遭遇するトラブルによってではなく、それが目指す積極的なゴールによって定義するほうがより完全である。私は、本書がその方向への一歩として役立つことを望む。

　私の見解では、ホメオパシーは疾患と闘うことに関するものではなく、人生の道における個人の進化を助けることにかかわるものである。結果としてこれに成功すれば、疾患が消失することも期待できる。

　人生の出発の局面では（修正すべきマヤズム：疥癬）、世界を知ることを学び、この世界との関係における立場（ペルソナ）を形成する。下降の局面では（修正すべきマヤズム：淋病）、私たちの内部に隠され、意識的に使われることのない自分自身のすべての面（影）と遭遇し、それらを表面化させる。上昇の局面では（修正すべきマヤズム：梅毒）、片割れ（アニマ／アニムス）を統合し、私たちが新しく発見した特性を意識的に発揮し、創造する。私たちは自分自身の内部に霊的な原理（老賢者／母神）を発見し、世の中でどのように責任を負うかを学び、これらの力を全体の利益のために使用する。調和の局面では（修正すべきマヤズム：急性）、変化と成長に道を譲るために私たちの創造物（自我）を焼き払い、私たちの内面の聖なるものと再結合する（自己実現）。

　人生を繰り返しながら、私たちはこの過程を体験し、各人生のなかでもこ

れを何度も繰り返す。そのたびに何かを学ぶ、というより、おそらくより正確にいえば、自分が本当は何者であるかということに関して何かを思い出すというべきであろう。繰り返し繰り返し私たちは自身の一部を出産する。この過程でホメオパシーレメディーが少しばかり役立つことがある。

　私は本書が、私たちが本来なるべき者になるための過程に対するなにがしかの洞察を与えるものであることを願う。そしてまた、それぞれのマヤズムの状況を深く理解することが、患者の状態をよりよく把握することに役立ち、それによって適切なレメディーが容易に見いだせるようになることを願う。患者の馬車からマヤズムの車輪を取り除くことはやめよう。そして、そのマヤズムの車輪が創造する勢いを、御者が自らの人生の方向を見つける手助けをするために使うことにしよう。

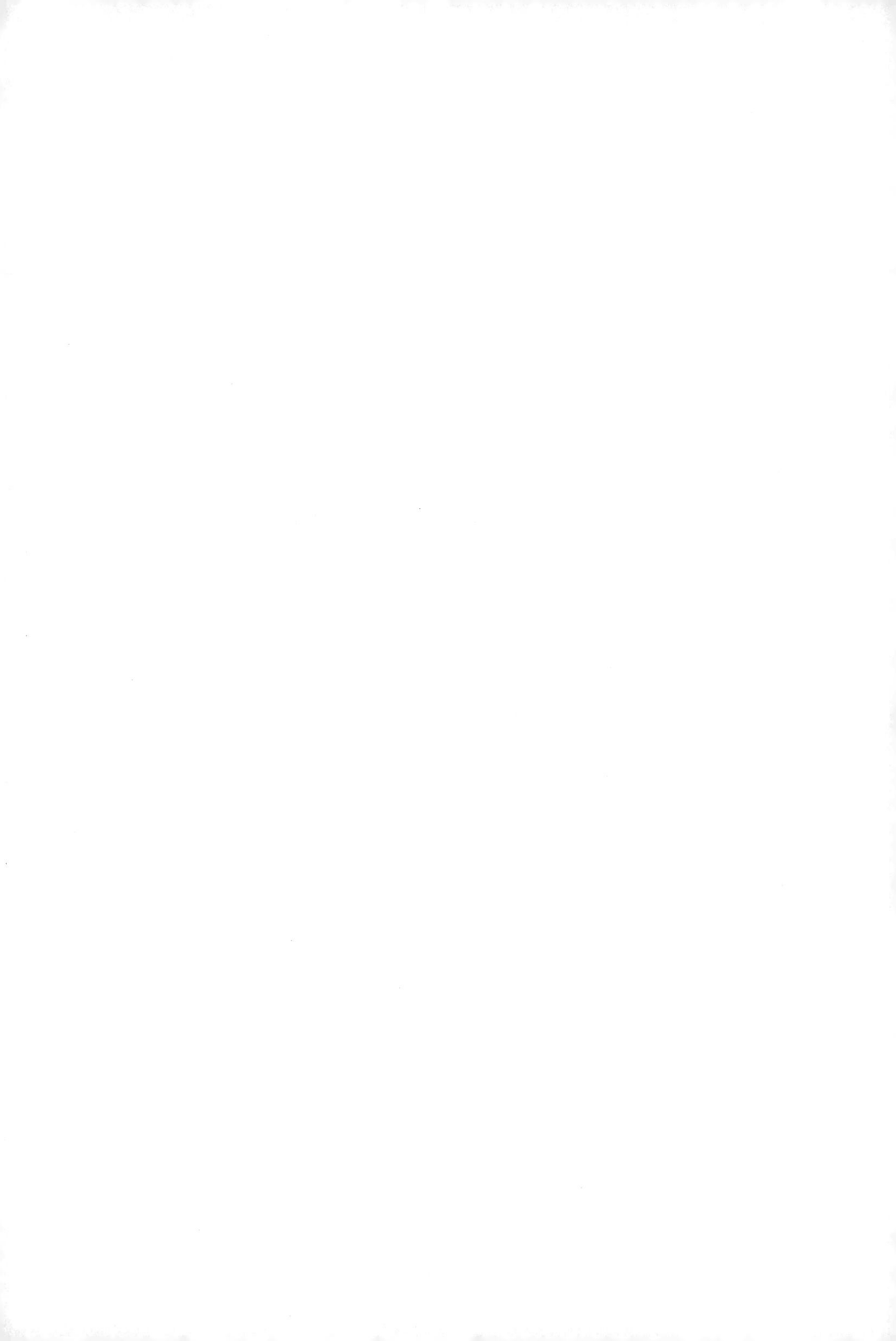

ホメオパシーインフォメーション

2005年5月現在

ホメオパシー出版編

日本ホメオパシーグループ一覧

団体種別	名　称
協　会	日本ホメオパシー医学協会（JPHMA）
学　会	日本ホメオパシー医学学会（JPHMS）
学　校	ロイヤル・アカデミー・オブ・ホメオパシー（RAH）
センター	日本ホメオパシーセンター
啓蒙団体	ホメオパシーとらのこ会
クリニック	日本ホメオパシー医学協会提携クリニック
啓蒙・販売	ホメオパシージャパン株式会社
商品店舗	ホメオパシックファーマシー
出　版	ホメオパシー出版有限会社
書籍店舗	ホメオパシーブックス
研究会	日本ホメオパシー研究会
研究所	ホメオパシー研究所

＊連絡先、URL等は、各セクションに記載してある情報をご覧下さい。
＊最新情報は、各ホームページをご覧下さい。

日本ホメオパシーグループ
Japanese Homoeopathic Group (JPHG)

　日本ホメオパシーグループは、1998年4月の日本ホメオパシー医学協会設立と同時に日本に初めて設立されたグループ団体で、日本ホメオパシー医学協会とその認定機関から構成されています。日本ホメオパシー医学協会は、各ホメオパシー関連機関の認定機関として機能し、日本ホメオパシー医学協会の認定を受けた各機関は、日本ホメオパシーグループ内に帰属します。日本ホメオパシーグループの目的は、日本ホメオパシー医学協会と同じところ、すなわち、日本におけるホメオパシー医学の正しい普及と発展のために、これに関する知識と情報の交流ならびにその研究の推進を図るとともに国際協力に努め、広く社会に貢献することにあります。

〒151-0061
東京都渋谷区初台 2-1-4 東京センター本部ビル 4F 日本ホメオパシー医学協会内
(TEL)03-5352-7766　(FAX)03-5352-7767
URL　　http://www.homoeopathy.gr.jp/
Email　office@jphma.org

協会：日本ホメオパシー医学協会
Japanese Homoeopathic Medical Association (JPHMA)

　JPHMAは、日本ホメオパシーグループ内で認定機関としての役割を持ち、日本における正しいホメオパシー医学の発展のために、JPHMAの理念に賛同する個人（認定ホメオパス、ホメオパシーの発展に貢献した個人）、団体（ホメオパシーの発展に貢献する団体）、法人（ホメオパシーの発展に貢献した法人）を認定しております。そして、日本ホメオパシーグループ内において、JPHMAの認定を受けている個人、団体、法人がJPHMAが認める質の高いホメオパシーを国民に提供していることについて常に審査しております。

　たとえば、認定しているセンターまたは個人・団体に対する苦情や意見をまとめる機関となり、各センターまたは個人・団体に事実確認をとり、調査し、問題を明確にして、改善するよう指導を行なっております。また、JPHMAの認定を受けたホメオパスが、質の高いホメオパシー治療を国民に提供し続けることができるために、定期的に、国内外の著名なホメオパスによる講義を開催し、常に新しいホメオパシー治療の提供と指導を行っております。

　さらに、日本国民を混乱させないよう、正しいホメオパシー情報を提供することを行っております。誤った国内外のホメオパシーに関わる報道においても、JPHMAとして意見をし、日本のホメオパシー医学が方向性を間違えることなく、ヨーロッパのスタンダードを基本としたホメオパシー医学のあり方を、日本に正式に伝える立場としての責任を果たすことが重要であると考えております。

〒151-0061　東京都渋谷区初台 2-1-4 ホメオパシーセンター東京本部ビル 4F
(TEL)03-5352-7766　(FAX)03-5352-7767
URL　http://www.jphma.org/
Email　office@jphma.org

学会：日本ホメオパシー医学学会
Japanese Homoeopathic Medical Society (JPHMS)

　日本ホメオパシー医学学会（JPHMS）は、1999年4月に発足した、日本ホメオパシー医学協会（JPHMA）内にある学術学会です。2001年9月、Liga（国際ホメオパシー医師団体）の正式日本代表団体と認定されました。

〒151-0061　東京都渋谷区初台 2-1-4 ホメオパシーセンター東京本部ビル 4F
(TEL)03-5352-7766　(FAX)03-5352-7767
URL　http://www.jphma.org/bunkai/index.html

学校：ロイヤル・アカデミー・オブ・ホメオパシー
Royal Academy of Homoeopathy (RAH)

　RAHはグループ内で専門教育機関としての役割を担い、プロの認定ホメオパスを養成するための専門学校として、HMA認定ホメオパス、もしくはARH認定ホメオパスを日本において育成することを目的としています。

　日本ではホメオパシーは国家資格となっておりませんから、プロのホメオパスとして活動するには、しっかりとした教育機関での教育と、ホメオパスに足る知識と実践能力が厳格に試験され、合格して初めてホメオパスを生業とすることが客観的に保証されると考えております。ですからRAHでは、プロのホメオパスを養成すること、HMAあるいは、ARHのホメオパス認定試験に合格できるよう指導することに力がおかれます。日本にプロのホメオパスがいなければ、ホメオパシーの恩恵は病気で苦しむ方々をはじめとする日本国民に注がれることはありません。ロイヤル・アカデミー・オブ・ホメオパシーはその役割を果たすべく、教育内容のより一層の充実をはかり、日本中にホメオパシーの恩恵を届ける担い手の育成に力を注ぎます。

　RAH卒業後、HMA、ARHのホメオパス認定試験の日本語での受験資格を得ることができ、合格すると英国政府が認定する英国協会（HMA、ARH）の認定ホメオパスの資格を取得することができます。認定ホメオパスとなると、日本ホメオパシーセンターを開設し、ホメオパスとして活動することができるようなります。

スクール概要
　1997年設立。日本唯一のプロフェッショナル・ホメオパス養成カレッジ(4年制)
　2005年度、動物コース開設（アニマルホメオパスを目指すことも可能）

RAHを認定する機関
- JPHMA〔日本ホメオパシー医学協会〕認定
- HMA〔英国ホメオパシー医学協会〕認定
- ARH〔英国認定ホメオパス連合〕受験資格認定
- CORH〔英国全ホメオパス統合協会〕容認
- C.P.H.M.〔英国カレッジ・オブ・プラクティカル・ホメオパシー・ミッドランド〕認定

〒151-0066　渋谷区西原3-49-13 ホメオパシージャパン東京本社ビル
(TEL)03-5352-7766　(FAX)03-5352-7767
URL　　http://www.homoeopathy.ac/
Email　rah@homoeopathy.gr.jp

東京校　東京都渋谷区西原3-49-13　　　　TEL 03-5790-8705　FAX 03-5790-8706
大阪校　大阪府吹田市垂水町3-9-9　　　　TEL 06-6368-5352　FAX 06-6368-5354
福岡校　福岡県福岡市中央区平和5-13-3　 TEL 092-533-6553　FAX 092-533-6552

センター：日本ホメオパシーセンター
Japanese homoeopathic Center (JPHC)

　日本ホメオパシーセンターは、日本ホメオパシーグループ内において健康相談機関としての役割を担い、ホメオパシーにご理解をいただいている「ホメオパシーとらのこ会」の会員の皆様に、国民健康サービスを提供しております。

　英国では多くの人々が、心や身体のケアのためにホメオパシーによる健康相談を気軽に利用しています。日本でも、日本ホメオパシー医学協会（JPHMA）と英国ホメオパシー医学協会（HMA）もしくは、英国認定ホメオパス連合（ARH）の認定を受けたホメオパスが、各地で健康相談会を開いています。

　日本ホメオパシーセンターは、心身の不調や病気で苦しんでいる方々、赤ん坊、妊婦さん、虚弱な方、女性の問題、男性の問題などなどの問題を抱えている方々が、認定ホメオパスによる健康相談会を受け、ホメオパシーによって健康を取り戻すことを目的とした機関です。ご家族の心身の健康のために、企業における社員の健康促進のために、また慢性的な症状でお悩みの方に、認定ホメオパスによる継続的な相談をお薦めいたします。

　ホメオパシーはその方の全体像をみてゆきますので、直接相談会においでになるのが一番良いのですが、諸事情により直接いらっしゃれない方のためにセンター本部では電話相談やお手紙による通信相談も行っております。

　ストレスや悩み等を吐き出し、本来の自分らしく生きてゆくために、是非お近くのホメオパシーセンターをご利用下さい。

＊各センターのご案内は、巻末の「日本ホメオパシーセンターのご案内」をご覧下さい。

〒151-0061　東京都渋谷区初台 2-1-4 東京センタービル 4F
(TEL)03-5352-7750　　(FAX)03-5352-7751
URL　　http://www.jphma.org/center/index.html
Email　　center@homoeopathy.co.jp

啓蒙団体：ホメオパシーとらのこ会
Society of Toranoko

　ホメオパシーとらのこ会は、日本ホメオパシー医学協会の認定を受けた会員制の団体で、その役割は、正統なホメオパシーの知識を、それを望む人々に提供することにあります。

　ホメオパシー治療にあたって、その理解は大きな鍵となります。ホメオパシーは、症状を抑えて見えなくしてしまうのではなく、自らの力（自然治癒力）を信じ、症状を本来の自分からの声として扱い、レメディーによりこだわりに心身が気づくことで、

症状の全てを押し出すことにあります。時に、奇跡的と思われるような癒しが起こることがありますが、これは全て、私たち一人ひとりが持つ自然治癒力によるものです。ホメオパシーは、健康は自分自身がつくるものであり守るものであるという、当たり前のことを実感し、実践していくものでもあります。

　また、全国のホメオパシーセンターでは、会員の方を対象にホメオパシーの健康相談会が行われますが、とらのこ会ではその会員制を提供し、全国のホメオパシーセンターと提携させていただいております。

　ホメオパシーの健康相談会を会員制にて提供しておりますことには、理由があります。日本において、ホメオパシーについての理解が全くないような人でも自由に受けられるということであれば、まだ一般的には知られておらず、市民権を得ていない日本の現状を考えるとき、ホメオパシーが簡単に誤解されることが懸念されます。それはクライアントの皆様にとっても残念なことであり、そのためにホメオパシーの信頼を失うことがあれば、尚更残念なことです。現在の日本においては、国が認めていない、そしてまだまだ日本国民に知られていないホメオパシー療法を提供する側の責任として、会員制によるホメオパシーへの理解ある方々へのサービスとしてホメオパシー療法を提供し、会員の皆様にホメオパシーへの理解を深めてもらうよう啓蒙することは、クライアントの皆様とホメオパスの両方にとって、とても大切なことであり、責任をもってホメオパシー療法を提供するためには、必要な措置であると考えております。

　ホメオパシーを大切に思い、誤解されることのないようにとの願いから、会員制にてご提供させていただいておりますが、個々のセンターが個別にこれを行うことは大変なことであり、この役割を引き受けるべくとらのこ会が発足した次第です。一日も早く、ホメオパシーが市民権を得て、皆がホメオパシーやホメオパシー的考えを理解され、ホメオパシー療法が会員制をとらなくても提供できるようになることを願っております。

　尚、会員になられた皆様には、とらのこ会と提携していただいております全国の日本ホメオパシーセンターにおいて、ホメオパシー健康相談会を受けることができます。また、機関誌オアシスを購読し、皆さんが自分と家族にホメオパシーを実践する中で、本来の自分を取り戻して頂きたいと願っております。ヨーロッパ等では、伝統医療として、広く認識され実践されているホメオパシーが、日本においても多くの方に紹介され、人々が毎日を健康に、自分らしく生きることに貢献できれば幸いです。

＊各センターのご案内は、巻末の「日本ホメオパシーセンターのご案内」をご覧下さい。

〒151-0061　東京都渋谷区初台 2-1-4 東京センタービル 2F/3F
TEL&FAX：(TEL)03-5352-7750　　(FAX)03-5352-7751
URL　　http://www.homoeopathy.co.jp/consultation/toranoko_index.html
Email　toranoko@homoeopathy.ne.jp

提携クリニック：日本ホメオパシー医学協会提携クリニック
Clinics

　日本ホメオパシー医学協会提携クリニックは、日本ホメオパシー医学協会の理念に賛同し、ホメオパシーに理解いただいている医師が院長を務めるクリニックです。そこでは、医師の本分である現代医学に基づく検査、治療が行われており、日本ホメオパシーセンターを運営するホメオパスと連携しながら、検査、治療を行う機関として機能しております。

　日本ホメオパシー医学協会では、医師の本分とは、現代医学に基づく検査、診断、治療であり、クリニックとは、それらの行いを受ける機関であるという法的に正しい解釈に則り、ホメオパシー治療は日本ホメオパシーセンターで行い、現代医学による治療はクリニックで行うということを明らかにしております。

　ハーネマンの意志は、「医師たる者、アロパシー（現代医学）をやるのであればアロパシーだけをやり、ホメオパシーをやらないようにしなさい」というものでありました。「もしある時はアロパシーをやり、ある時はホメオパシーをやるということであれば、それは犯罪と呼ぶに値する行為である」という過激な事も、オーガノンの中で書いております。

　日本ホメオパシー医学協会では、当然のことですが、現代医学も医師も決して否定するものではありません。それは日本国民にとって当然必要な機関であり、必要な職業であると認識しております。ただし、クリニックという名のもとに、あるいは医師という名のもとに、ホメオパシー治療を行うのであれば、それは正しいことにはならないと考えております。ホメオパシー治療を行う者は、認定された職業ホメオパスと呼ばれるべきであり、ホメオパスが活動する場は、日本国が認めるクリニックではないからです。

　この日本ホメオパシー医学協会の理念は、英国国会でも似たように取り上げられ、医師は、医師ホメオパスという名称を使ってはならない、とする報告書が提出されました。理由は国民が混乱するからというものです。実際、ホメオパシーと現代医学ではアプローチが全く正反対です。

　必要なことは、医師を名乗る者は、その名において自分の本分を全うすることであり、ホメオパスを名乗る者も、同様に、その名において自分の本分を全うすることにあります。医師とホメオパスは異なる職業であり、大切なことは、それぞれが相手の職業を認め、お互いに協力することにあります。

　日本ホメオパシー医学協会では、上記の理念に賛同し、本協会と提携を希望するクリニックがありましたら、広く門戸をあけてお待ちしております。

＊提携クリニックのご案内は、巻末の「提携クリニック」をご覧下さい。

〒151-0061　東京都渋谷区初台 2-1-4 ホメオパシーセンター本部ビル 4F
(TEL)03-5352-7766　(FAX)03-5352-7767
URL　http://www.jphma.org/clinic/index.html

啓蒙販売：ホメオパシージャパン株式会社
Homoeopathy Japan Co.

ホメオパシージャパン株式会社は、日本ホメオパシーグループ各社から提供される優れた品質の製品、並びに技術やシステムに関する総合商事として、国内はもとより海外に至る御客様に、洗練された商品と総合サービスを提供し続ける企業体です。

ホメオパシー療法で使用されるレメディーに関しては、英国ヒリオス社の日本における総販売元として総合サービスを提供し、国内産の天然高品質の各種クリームを御客様にご提供しております。化粧品に関しては、徹底した研究に基づく天然素材の厳選とホメオパシー理論の応用で、御客様の自然美の個性を表現いたします。シャンプー、リンス、石鹸、それからハミガキなど、毎日の生活にも御客様のまわりで、自然に喜ばれる商品とサービスをご提供し続けております。ホメオパシージャパン株式会社はホメオパシーグループ内において、日本のホメオパシーの総合商事としての役割を担い、お客様にホメオパシー関連商品と総合サービスをご提供させていただいております。

業務内容

＊ホメオパシー関連商品の通信販売 ... 各種レメディー、レメディーキット、各種クリーム、各種化粧品、ベイリーフラワーエッセンス、シューマンウェーブなど。

＊ホメオパシー各種講演会・基礎セミナー・各種実践5回コース・海外ホメオパスの講演・他 ... 由井寅子先生よるホメオパシー一般講演など開催。

＊ホメオパシー健康相談会 ... プロフェッショナルホメオパスによる、ホメオパシー健康相談会

＊スクール…Royal Academy of Homoeopathy（RAH）1997年に設立。日本唯一のプロフェッショナル・ホメオパス養成カレッジ（4年制）

〒151-0061　東京都渋谷区初台 2-1-4 東京センタービル 2F/3F
TEL＆FAX：(TEL)03-5352-7750　　(FAX)03-5352-7751
URL　　http://www.homoeopathy.co.jp/
Email　　office@homoeopathy.co.jp

東京本社	〒151-0066　東京都渋谷区西原 3-49-13 (TEL) 03-5790-8700(代)　　(FAX) 03-5790-8702
大阪支社	〒564-0062　大阪府吹田市垂水町 3-9-9 (TEL) 06-6368-5352(代)　　(FAX) 06-6368-5354
福岡支社	〒810-0016　福岡県福岡市中央区平和 5-13-3 (TEL) 092-533-6550　　(FAX) 092-533-6552
英国支社	110 GLOUCESTER AVENUE, PRIMROSE HILL, LONDON, NW18JA, U.K.　(TEL ＆ FAX)+44(0)20-7209-3734

商品店舗：ホメオパシックファーマシー
Homoeopathic Pharmacy

　ホメオパシックファーマシーは、英国 Helios（ヒリオス）社認定 のホメオパシーの専門ショップです。

ホメオパシックファーマシー東京　〒151-0061　東京都渋谷区初台 2-1-4
Tel：03-5352-7730　Fax：03-5352-7731〈月曜・祝日定休〉
ホメオパシックファーマシー大阪　〒564-0062　大阪府吹田市垂水町 3-9-9
Tel：06-6368-5352　Fax：06-6368-5354〈月曜・祝日定休〉
ホメオパシックファーマシー福岡　〒810-0016　福岡市中央区平和 5-13-3
Tel：092-533-6550　Fax：092-533-6552〈月曜・祝日定休〉

出版：ホメオパシー出版有限会社
Homoeopathic Publishing Ltd.

　本は、新しい未知な世界への窓と言えます。その窓からのぞきこむことで、人はこれまでもってはいなかった知識を得、真実へと向かう自分の足がかりを掴みます。

　ホメオパシー出版は、日本にホメオパシーが広まり根付くための、多くのしっかりとした窓を提供する出版社です。

　自分の健康は自分で守り、ホメオパシー医学を活用するためには、レメディーキットを家庭に常備して日常のなかから学んだり、36 基本キットの実践講座に参加して、レメディーについてより知識を深めたり、ホメオパシーとらのこ会の機関誌「オアシス」から情報を得たり、ロイヤル・アカデミー・オブ・ホメオパシーで本格的に学びはじめたりと、幅広い選択があります。「ホメオパシー」という言葉をはじめて耳にするという人々に対しては、ホメオパシー医学について正しく、わかりやすく伝える本を作り、ホメオパシーを学ぶ者にとっては、本当の学びに寄与する教科書や副読本を出すなど、どのレベルに対してもサポートできる本を提供してまいります。

　過去 300 年に近い歴史の中で、世界中で著された数多くのホメオパシー文献を選りすぐり、本当に貴重で価値あるものを選び出して日本国内に提供してゆきます。同時に、日本で付け加えられた新しい価値あるホメオパシーの研究を正しく活字にとどめ、世界に伝えていく役割も果たしてゆきたいと考えております。

＊書籍のご案内は、添付の別冊紙をご覧下さい。

〒151-0063　東京都渋谷区富ヶ谷 1-14-12 ホメオパシービル 1F
(TEL)03-5790-8707　(FAX)03-5790-8708
URL　　http://www.homoeopathy-books.co.jp/
Email　info@homoeopathy-books.co.jp

書籍店舗：ホメオパシーブックス
Homoeopathy Books

　ホメオパシーブックスは、ホメオパシー出版が提供するホメオパシー関連書籍を販売する店舗としての役割を担っております。

ホメオパシーブックス東京　〒151-0061 東京都渋谷区初台2-1-4
Tel：03-5352-7730　Fax：03-5352-7731〈月曜・祝日定休〉
ホメオパシーブックス大阪　〒564-0062 大阪府吹田市垂水町3-9-9
Tel：06-6368-5352　Fax：06-6368-5354〈月曜・祝日定休〉
ホメオパシーブックス福岡　〒810-0016 福岡市中央区平和5-13-3
Tel：092-533-6550　Fax：092-533-6552〈月曜・祝日定休〉

研究所：ホメオパシー研究所株式会社
Institude of Homoeopathy Co.

　ホメオパシー理論に基づいた考え方のもとに、天然素材を厳選した化粧品などの本当に良い価値ある商品の開発という役割を担っております。英国ヒリオス社、英国ジョンディブラック社、ドイツバイオプラントール社と技術提携をしております。

研究会：日本ホメオパシー医学研究会
Japanese Homoeopathic Medical Study

　日本ホメオパシー医学研究会は、現代西洋医学とホメオパシー医学は互いに協力しあえると考えており、医師（現代西洋医学を行う医師）と認定ホメオパスが協力する道を作りたいと考えております。このようにして医師とホメオパスが連携を図り、患者に最善の治療を提供することが、日本ホメオパシー医学研究会の理念であり、この理念を実現するために、日本ホメオパシー医学研究会を2004年10月に立ち上げました。

　この理念に賛同し、ホメオパスという職業を理解し尊重する医師、あるいは、認定ホメオパスで、医師と共に協力したいと考えるホメオパスであれば、誰でも正会員資格を得ることができます。また、この理念に賛同する方であれば、誰でも賛助会員として入会することができます。日本ホメオパシー医学研究会は、日本におけるホメオパシー医学の普及と発展、および、ホメオパシー医学と現代西洋医学の協力関係を深め、日本国民がよりよい治療を受けられるシステム作りを第一の目標としておりますので、皆様のご入会をお待ちしております。（入会金は一律300円となっております）

(特典)
＊ホメオパシー出版発行の季刊誌「リンクス」の割引購入可能（半額 ￥997）
＊医師、歯科医師、獣医師で、日本ホメオパシー医学研究会提携クリニックとなる場合、HPや出版物等で紹介。
＊認定ホメオパスで、日本ホメオパシー医学研究会提携ホメオパシーセンターとなる場合、HPや出版物で紹介。

〒151-0063　東京都渋谷区富ヶ谷1-14-12 1F
(TEL)03-5790-8707　(FAX)03-5790-8708
URL　　http://health.homoeopathy.co.jp/
Email　admin@homoeopathy-books.co.jp

日本ホメオパシーセンターのご案内

日本ホメオパシーセンターでは、英国ホメオパシー医学協会（HMA）もしくは、英国認定ホメオパス連合（ARH）の認定試験に合格し、同協会並びに日本ホメオパシー医学協会（JPHMA）の認定を受けたホメオパスによる相談会を行っております。

英国では数多くの方が、病気が症状として現れる前のいわば"未病"のうちに治すために、心や体のケアとして月1回の割合でホメオパスに相談しています。日本でも、心の悩みや人生の苦しみなどを吐き出し、日々を楽しく、そして本来の自分らしく生きるために、お近くのセンターをぜひご活用ください。

* 詳細については各センターにお問い合せください。
* 日本ホメオパシーセンター内でのホメオパシー健康相談会は会員制で行われています。
　ご希望の方は、「ホメオパシーとらのこ会」にご入会下さい。

日本ホメオパシーセンター総センター長：由井寅子

東京本部（＆ホメオパシックファーマシー）
センター長：片桐航（岡本祥子・堀田峰雄・上村悦子・松森邦子・片山久絵・
　　　　　　川瀬裕子・村上寿美代・渡部素子・最上早苗・居初美佐子・
　　　　　　熊澤伸浩・関根千加・竹内順一）
〒151-0061 東京都渋谷区初台2-1-4 ホメオパシーセンター東京本部ビル
Tel：03-5352-7750　　Fax：03-5352-7751　〈月曜・祝日定休〉

大阪本部（＆ホメオパシックファーマシー）
センター長：麻野輝恵（堀田ヒロミ・宗真吏・大野麻希子・山内知子）
〒564-0062 大阪府吹田市垂水町3-9-9 ホメオパシージャパン大阪支社
Tel：06-6368-5352　　Fax：06-6368-5354　〈月曜・祝日定休〉

福岡本部（＆ホメオパシックファーマシー）
センター長：古園井成子（大谷節美・岸本勝季・宮崎由美・増田由紀子・
　　　　　　備後友子）
〒810-0016 福岡市中央区平和5-13-3 ホメオパシージャパン福岡支社
Tel：092-533-6550　　Fax：092-533-6552　〈月曜・祝日定休〉

全国ホメオパシーセンター（2005年5月現在）

岩手一関★ ｜ 本江眞弓（★ はホメオパシージャパン代理店も兼ねます）
〒021-0902　一関市荻荘金ケ崎49-1　Tel:0191-32-1013　Fax:0191-32-1012
埼玉日進 ｜ 大場玲子
〒331-0823　さいたま市北区日進町2-171 コスモ大宮日進304号
Tel&Fax：048-654-4665
埼玉川口★ ｜ 川島房子
〒332-0026　川口市南町1-13-25-106 RanRanRan　Tel&Fax：048-241-2144
埼玉草加 ｜ 鳥海和子
〒340-0056　草加市新栄町761　Tel&Fax：048-942-0289
埼玉深谷 ｜ 大山眞知子
〒366-0052　深谷市上柴町西4-17-14　Tel&Fax：048-574-5579
埼玉松伏★ ｜ 横川康幸
〒343-0106　北葛飾郡松伏町大川戸977　Tel&Fax：048-991-7800
埼玉日高★ ｜ 松尾敬子
〒350-1255　日高市武蔵台1-3-5　Tel&Fax：042-982-5665
千葉市川★ ｜ 鈴木久志　携帯：090-2936-0875
千葉船橋★ ｜ 佐藤陽子
〒274-0063　船橋市習志野台5-19-5　Tel&Fax：047-462-6288
板橋西台★ ｜ 中村良浩
〒175-0045　板橋区西台2-6-31-2F やすらぎの森
Tel：070-6644-1089　Fax：03-3559-9812
江戸川南小岩★ ｜ 鈴木由美&佐藤陽子
〒133-0056　江戸川区南小岩6-15-28 オフィスラベンダー
携帯：080-1010-3664　Fax：03-3673-2361
大田久が原★ ｜ 渡辺明子
〒146-0085　大田区久が原5-27-3 Being
Tel&Fax：03-3754-7332　携帯：090-5787-9383
品川北品川★ ｜ 下辺利恵子
〒141-0001　品川区北品川5-8-6-102　Tel&Fax：03-5420-1879
渋谷神宮前 ｜ 樋畑麻子
渋谷代官山 ｜ 岡部豊美
〒150-0034　渋谷区代官山町13-6　Tel&Fax：03-3477-2563
墨田両国 ｜ 坪田あやこ
Tel&Fax：03-3829-2088
世田谷尾山台 ｜ 松下扶美子
〒158-0086　世田谷区尾山台2-7-14　Tel:03-5706-3389　Fax:03-3704-1465

世田谷奥沢★ ｜ 荒年郎
〒158-0083 世田谷区奥沢 5-2-3-103 Cosmic Relaxation Network
Tel&Fax：03-5701-5838

中央銀座 ｜ ウマラニカ千鶴
〒104-0061 中央区銀座 6-6-1 銀座風月堂ビル 3F 銀座ビジネスセンター内
Tel&Fax：03-5793-1304

豊島池袋 ｜ 南陽子
〒171-0022 豊島区南池袋 3-13-9 ビスハイム池袋 1105 サウスシーホロスコープ
Tel：070-5462-2989

杉並阿佐ヶ谷★ ｜ 南
〒166-0004 杉並区阿佐ヶ谷南　Tel：03-3313-3186　携帯：090-4624-8589

東京八王子★ ｜ 上嶋伸子
〒192-0907 八王子市長沼町 104-2　Tel&Fax：0426-36-5456

東京吉祥寺 ｜ 南陽子
〒180-0004　武蔵野市吉祥寺本町 1-20-1 吉祥寺永谷シティプラザ 704 サウスシーホロスコープ　携帯 070-5462-2989

横浜都筑★ ｜ 原田(猪狩)有美
〒224-0007 横浜市都筑区荏田南 5-18-14 横山マンション荏田南Ｖ301 Baby Angel
Tel&Fax：045-943-4961　携帯：090-6790-4454

横浜鶴見 ｜ 佐藤千恵子
〒230-0077 横浜市鶴見区東寺尾 3-24-45-306 グリーンヒルズ東寺尾
Tel&Fax：045-583-5899

神奈川逗子 ｜ 服部牧
〒249-0005 逗子市桜山 9-2-39　Tel：046-872-6911　Fax：046-872-6837

神奈川茅ケ崎 ｜ 岩本てるみ
〒253-0072 茅ケ崎市今宿 360-3-2-402　Tel&Fax：0467-83-0052

神奈川平塚 ｜ 更屋ちひろ
〒254-0064 平塚市達上ヶ丘 3-1-203
携帯：090-7737-2527　Fax：0463-36-8204

神奈川つきみ野 ｜ 石川美樹
〒242-0002 大和市つきみ野8-14-3 スカイハイツ813　Tel&Fax：046-208-0480

神奈川厚木 ｜ 林香奈
〒243-0018 厚木市中町 4-12-10 グリーンフィル 301　Tel&Fax：046-222-1755

川崎稲田堤★ ｜ 荒年郎
〒214-0003 川崎市多摩区菅稲田堤 3-4-1 稲田助産院内
　＊お問い合わせは世田谷奥沢センターまでお願いします。

新潟阿賀野★ ｜ 井上真由美
〒959-1923 阿賀野市勝屋 918-72　Tel：0250-61-2727　Fax：0250-61-2728

新潟長岡★　｜南
〒940-0062　長岡市大手通 2-4-3-1F 自然派専科 CONA
Tel&Fax：0258-37-8277　携帯：090-4624-8589

新潟河渡★　｜須藤悦子
〒950-0024　新潟市河渡 2-3-28 ﾒﾝﾀﾙﾘﾝｸ　Tel:025-272-9101　Fax:025-272-9102

石川金沢★　｜森博康
〒921-8062　金沢市新保本 4-66-1 ひまわりほーむ 2F㈱創環
Tel：076-269-1015　Fax：076-269-1018

福井武生★　｜大野真奈美
〒915-0051　武生市帆山町 19-13-8 ナチュラルメディケア
Tel：0778-22-5228　Fax：0778-21-1583

福井鯖江　｜杉谷やす子
〒916-0046　鯖江市横江 1-2-5 T's one203 号
携帯：090-2039-1555　Fax：0778-42-0044

山梨南アルプス　｜深沢一政
〒400-0226　南アルプス市有野 2855
Tel&Fax：055-285-6464　携帯：090-44308-394

岐阜長良★　｜高田乃梨子
〒502-0056　岐阜市長良真生町 1-2-1 レジデンスまさき N 棟 601 号
Tel&Fax：058-296-3086

静岡函南★　｜原萌萌子
〒419-0114　田方郡函南町仁田 333-12　Tel&Fax：055-978-3804

静岡熱海★　｜髙橋和子
〒413-0016　熱海市水口町 11-22
Tel&Fax：0557-81-1100　携帯：090-3222-5123

静岡浜松　｜本康優子
〒430-0852　浜松市領家 1-7-30 カレー処ヤサカ内　Tel&Fax：053-463-1308

名古屋中　｜阪口恭子
〒460-0012　名古屋市中区千代田 2-4-28 アーバニア上前津東 801
Tel&Fax：052-251-2326

名古屋名東★　｜大野麻希子
〒465-0013　名古屋市名東区社口 1-101 アンソレイエ A　携帯:090-6480-9711

愛知豊田　｜石神希保
〒471-0863　豊田市瑞穂町 1-1-1　Tel：0565-35-1266　Fax：0565-35-0879

愛知岩倉★　｜高田乃梨子　（代表　桑山ひとみ）
〒482-0031　岩倉市八剱町渕之上 4 番地　Tel&Fax：058-766-1956

京都左京★　｜金岡秀年
〒606-0903　京都市左京区松ヶ崎西桜木町 62　Tel：075-702-0567

京都吉田★ ｜鷹巣千恵子
〒606-8315 京都市左京区吉田近衛町 15-5　Tel&Fax：075-752-0634
大阪新大阪★ ｜秋岡多江
〒533-0033 大阪市東淀川区東中島 1-19-11 大城ビル 302
Tel：06-6322-1230　Fax：06-6326-5178
大阪四天王寺★ ｜宗　真吏
〒543-0072 大阪市天王寺区生玉前町 5-11 メゾン・プチボワ 501
Tel&Fax：06-6773-2969
大阪高槻★ ｜寺村裕子
〒569-0036 高槻市辻子 1-12-17　Tel&Fax：072-661-2700
大阪茨木★ ｜勝原則子
〒567-0831 茨木市鮎川　Tel：072-633-3824
兵庫尼崎★ ｜今村美雪
〒661-0022 尼崎市尾浜町 2-12-37　Tel&Fax：06-6429-2856
兵庫高砂★ ｜尾上みさ子
〒676-0815 高砂市阿弥陀 1-7-4-301 花薬房 Tel&Fax：0794-47-7488
神戸元町 ｜佐佐木美弥子
〒650-0012 神戸市中央区北長狭通 3-11-15 モダナークファームカフェ
Fax：078-391-3067　携帯：080-5334-3850
和歌山かつらぎ ｜深尾一絵
〒649-7171 伊都郡かつらぎ町大藪 316-1　Tel&Fax：0736-22-8444
岡山熊山★ ｜松本茂美＆松本夏美
〒709-0721 赤磐郡熊山町桜が丘東 6-6-382　Tel&Fax：08699-5-3099
広島古江★ ｜増田敦子
〒733-0822 広島市西区庚午中 3-4-10 ビューハイツ 301
Tel：082-271-4645　Fax：082-271-4701
広島佐伯★ ｜酒匂篤
〒731-5128 広島市佐伯区五日市中央 3-16-31 笹原ビル 402
Tel&Fax：082-921-5825　携帯：090-7132-1756
広島楽々園★ ｜沖増和美
〒731-5136 広島市佐伯区楽々園 5 丁目 18-8　Tel&Fax：082-924-6181
徳島鳴門★ ｜松村亮一
〒772-0032 鳴門市大津町吉永 251-6 リアリゼーションスペースアンアンティーノ
Tel&Fax：088-685-1772　携帯：090-1574-7006
徳島鳴門北★ ｜渡邊奈美
〒772-0051 鳴門市鳴門町高島字北 380-225　Tel&Fax：088-687-2530
福岡久留米★ ｜古園井成子
〒830-1113 久留米市北野町大字中 102-3　Tel&Fax：0942-78-6887

福岡前原★ ｜ 大谷節美
〒819-1123 前原市神在 1387-2 神在動物医院
Tel：092-321-0454　Fax：092-321-0459
福岡薬院★ ｜ 森下由紀子
〒810-0022 福岡市中央区薬院 1-6-36 ニューライフ薬院 504
Tel&Fax：092-716-0335
佐賀唐津★ ｜ 櫻井美穂＆中村あゆみ
〒847-0022 唐津市鏡字生駒 2666-12 山﨑クリニック
Tel：0955-77-6555　Fax：0955-77-6556
長崎千々石 ｜ 宮崎由美
〒854-0404 南高来郡千々石町丁 302 番地　Tel&Fax：0957-37-3179
熊本尾ノ上★ ｜ 下田眞佐夫
〒862-0913 熊本市尾ノ上 2-7-23　Tel：096-383-6629　Fax：096-383-6645
熊本花畑★ ｜ 高橋泰三＆山下眞智子
〒860-0806 熊本市花畑町 1-4 東京生命館 4 階ホリスティック内ホメオパシーの杜
Tel&Fax：096-323-0771
熊本武蔵ヶ丘★ ｜ 宮崎日出子
〒862-8001 熊本市武蔵ヶ丘 2-22-18
Tel&Fax：096-338-8400　携帯：090-5384-9775
大分★ ｜ 秦昭二
〒870-0834 大分市上野丘西 23-19　Tel&Fax：097-545-8833
那覇泊★ ｜ 鈴木陽子
〒900-0012 那覇市泊 1-4-10 ライオンズマンション泊第八 603 号
Tel&Fax：098-868-3338
沖縄宜野湾★ ｜ 諸喜田睦子
〒901-2206 宜野湾市愛知 25 グリーンプラザ愛知 201
Tel&Fax：098-892-9118　携帯：090-3793-6780
沖縄具志川★ ｜ 伊禮伸子
〒904-2215 うるま市みどり町 3-20-4 いれいはり・きゅう院
Tel&Fax：098-973-3193
宜野湾上原 ｜ 外間涼子
〒901-2204 宜野湾市上原 1-18-6-2
Tel&Fax：098-892-6261　携帯：090-9594-5911
那覇久場川 ｜ 宮里マチ子
〒903-0804 那覇市首里石嶺町 3-17-3　Tel&Fax：098-885-6759
米国ﾍﾟﾝｼﾙﾍﾞﾆｱ州 ｜ 木下裕美子
130Farmstead Lane, 143, State College, PA 16803-3369, USA
Tel&Fax：+1-814-867-0535　携帯：+1-814-880-5245

〈提携クリニック〉
佐賀｜山﨑クリニック★　山﨑実好医師
〒847-0022 唐津市鏡字生駒2666-12　Tel:0955-77-6555　Fax:0955-77-6556
熊本｜青葉病院　髙橋泰三医師
〒861-4225 下益城郡城南町東阿高778-20
Tel : 0964-28-5151　Fax : 0964-28-5296
福岡｜増田整形外科内科医院　増田由紀子医師
〒813-0013 福岡市東区香椎駅前2-11-15
Tel : 092-681-3831　Fax : 092-661-7867

〈提携動物クリニック〉
岩手｜ほんご動物病院★　本江眞弓獣医師
〒021-0902 一関市荻荘金ケ崎49-1　Tel:0191-32-1013　Fax:0191-32-1012
岩手｜たんぽぽ動物病院　関妙子獣医師
〒020-0832 盛岡市東見前8-20-5　Tel&Fax : 019-614-2323
東京（港区）｜動物病院NORIKO　宮野のり子獣医師
〒106-0045 港区麻布十番2-6-4　Tel : 03-3405-4155　Fax : 03-3403-7162
東京（台東区）｜シンシアペットクリニック　髙橋友子獣医師
〒111-0033 台東区花川戸2-3-11　Tel:03-3847-6083　Fax:03-3847-6085
東京（小平市）｜アカシア動物病院　清水紀子獣医師
〒187-0042 小平市仲町210-2-101　Tel:042-343-9219　Fax:042-342-5340
東京（江戸川区）｜みなみこいわペットクリニック★　杉本恵子獣医師
〒133-0056 江戸川区南小岩6-15-28　Tel:03-3673-2369　Fax:03-3673-2361
神奈川｜Yumi holistic Veterinary clinic★　坂内祐美子獣医師
〒245-0053 横浜市戸塚区上矢部町3004-7　Tel&Fax : 045-811-9735
福岡｜神在動物医院　大谷節美
〒819-1123 前原市神在1387-2　Tel : 092-321-0454　Fax : 092-321-0459

〈提携助産院〉
東京｜みづき助産院★　鴨原操助産師
〒115-0056 北区西が丘2-10-10　Tel&Fax : 03-5963-4010
大阪｜かつはら助産院★　勝原則子助産師
〒567-0831 茨木市鮎川　Tel : 072-633-3824
熊本｜宮崎助産院★　宮崎日出子助産師
〒862-8001 熊本市武蔵ヶ丘2-22-18　Tel&Fax : 096-338-8400
沖縄｜しゅり助産院★　諸喜田睦子助産師
〒901-2206 宜野湾市愛知25 グリーンプラザ愛知201　Tel&Fax:098-892-9118

〈提携鍼灸治療院〉
東京｜片山明子の鍼灸治療室パレアナ★　片山明子鍼灸師
〒177-0054　練馬区立野町 27-4　Tel&Fax：03-3928-7581
東京｜堀田はりきゅう療院　堀田鍼灸師
〒180-0022　武蔵野市境 2-17-8 メゾン武蔵野 107　Tel&Fax：0422-55-5428
福岡｜治療室ナカムラ　中村あゆみ鍼灸師
〒811-3114　古賀市舞の里 1-9-16　Tel&Fax：092-942-7712
沖縄｜いれいはり・きゅう院　伊禮伸子鍼灸師
〒904-2215　うるま市みどり町 3-20-4　Tel&Fax：098-973-3193

〈提携歯科クリニック〉
東京｜坂井歯科医院　坂井歯科医師
〒157-0064　世田谷区給田 3-27-18　Tel：03-3300-3711
※必ずご予約の上ご来院ください。ホメオパシーに関する質問はご遠慮ください。
京都｜佐々木歯科医院　佐々木加枝歯科医師
〒615-8035　京都市西京区下津林芝ノ宮町 17　Tel：075-391-1460
※必ずご予約の上ご来院ください。ホメオパシーに関する質問はご遠慮ください。

〈提携指圧整体治療院〉
東京｜清心堂治療院　清水敬司指圧師整体師
〒187-0042　小平市仲町 210-2-202　Tel&Fax：042-347-0169
福岡｜森本整体治療院★　森本美枝子整体師
〒814-0104　福岡市城南区別府 5-8-3　Tel&Fax：092-846-3033

〈上記★印のセンター・提携クリニック以外の代理店〉
山形｜自然なお産・育児・暮らし MOM★　松浦真弓
Fax：020-4668-0214　homoeopathy@mom-jp.org
宮城｜Natural caf　ROUTE99★　高橋阿津子
〒981-3212　仙台市泉区長命ヶ丘 3 丁目 31-1　Tel&Fax：022-777-5705
神奈川｜スターチャイルド★　星川美智子
〒243-0406　海老名市国分北 1-4-1　Tel&Fax：046-231-1818
神奈川｜アプサラホリスティックケア★　斉藤雪乃
〒231-0868　横浜市中区石川町 1-1 ｶｰｻ元町 705　Tel&Fax：045-662-1456
兵庫｜西宮代理店★　堀口淑子
兵庫県西宮市　Tel：0798-72-6239　Fax：0798-72-6191
福岡｜九州ボンテン㈱★　岸本勝季
〒810-0001　福岡市中央区天神 2-3-35 新和ﾋﾞﾙ 2F
Tel：092-761-4634　Fax：092-761-4766

<ホメオパシー海外選書>

出産とマヤズム＜改訂版＞

2002年9月20日　初版発行
2005年7月1日　改訂版発行

著　者　　ハリー・ジー（Harry van der Zee）
監訳者　　由井寅子
装　丁　　ホメオパシージャパン（株）
発行所　　ホメオパシー出版（有）
　　　　　〒151-0063 東京都渋谷区富ヶ谷 1-14-12
　　　　　電話：03-5790-8707　　FAX：03-5790-8708
Ｕ Ｒ Ｌ　http://www.homoeopathy-books.co.jp/
E-mail　info@homoeopathy-books.co.jp

©2002－2005 Homoeopathic Publishing Ltd.

Printed in Japan

ISBN4-946572-47-3　C3047

落丁・乱丁本は、お取り替えいたします。

この本の無断複写・無断転用を禁止します。

※ホメオパシー出版(有)で出版している書籍は、すべて公的機関によって著作権が保護されています。